歯科衛生士ベーシックスタン

ホワイトニング

編著（五十音順）
金子　潤
北原信也
宮崎真至

著（執筆順）
福島正義
武井典子
加藤純二
守矢佳世子
東光照夫
大森かをる
木暮ミカ
松尾幸一
須崎　明
天川由美子
春川麻美
土屋和子
萩原沙織
長澤治子
瀬賀紗都子
川原　大

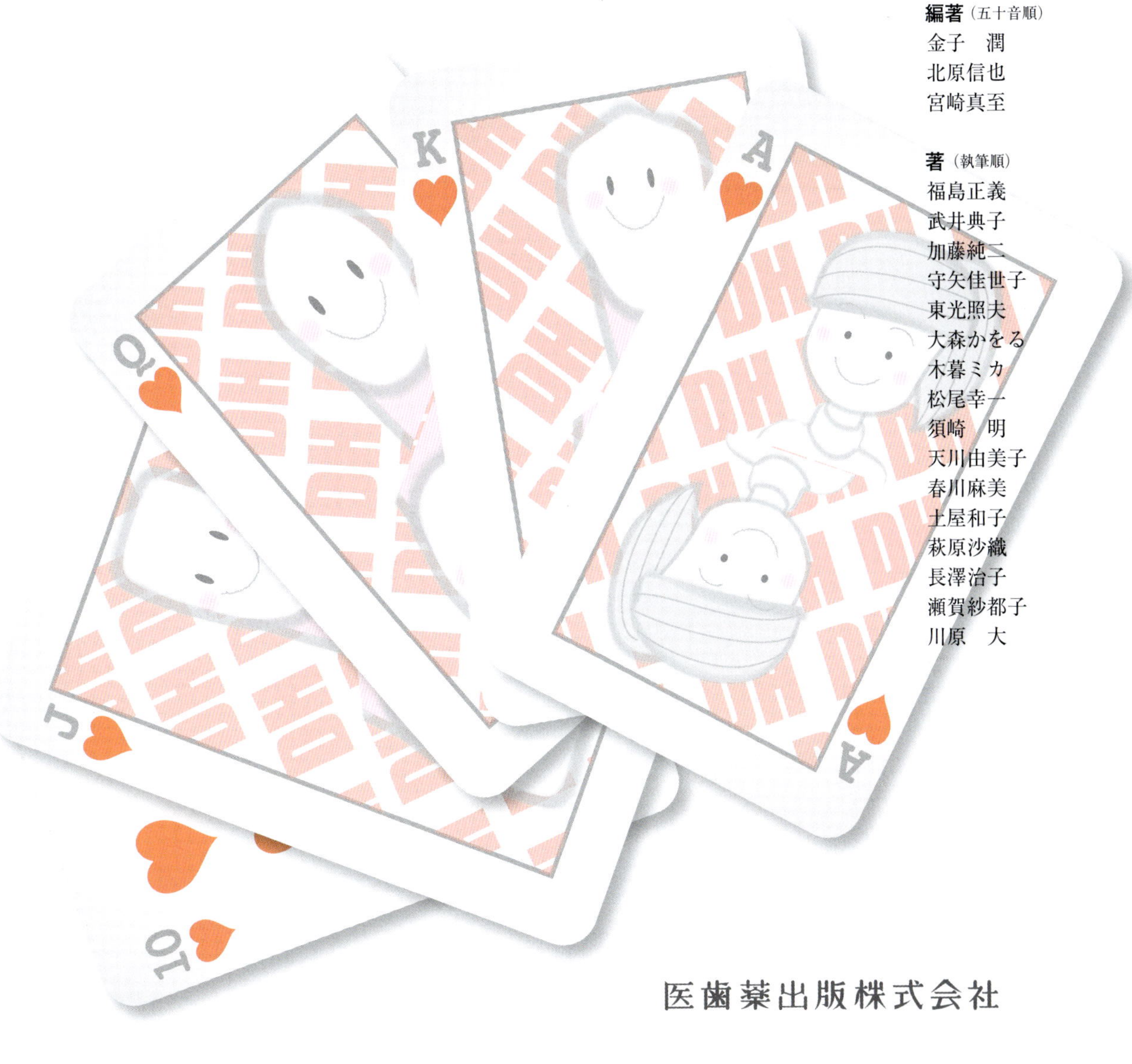

医歯薬出版株式会社

■執筆者一覧

【編著】（五十音順）

金子　　潤　明海大学保健医療学部口腔保健学科 教授

北原　信也　医療法人社団聖功会 TEAM 東京ノブレストラティブデンタルオフィス（東京都中央区）理事長・院長

宮崎　真至　日本大学歯学部保存学教室修復学講座 教授

【著】（執筆順）

福島　正義　昭和村国民健康保険診療所（福島県大沼郡）歯科長

武井　典子　元・公益財団法人ライオン歯科衛生研究所研究開発室 研究員

加藤　純二　医療法人社団楓樹会（東京都北区）理事長

守矢佳世子　医療法人社団楓樹会棚田歯科医院（東京都北区）常務理事

東光　照夫　元・昭和大学歯学部第二保存学教室 講師

大森かをる　鶴見大学歯学部保存修復学講座 学内講師

木暮　ミカ　明倫短期大学歯科衛生士学科 教授

松尾　幸一　中野デンタルクリニック＆エステティックセンター（東京都中野区）理事長

須崎　　明　医療法人ジニア ぱんだ歯科（愛知県北名古屋市）理事長・院長

天川由美子　天川デンタルオフィス外苑前（東京都港区）院長

春川　麻美　明倫短期大学附属歯科診療所 歯科衛生士

土屋　和子　フリーランス歯科衛生士

萩原　沙織　元・ノブデンタルオフィス（東京都中央区）歯科衛生士

長澤　治子　元・日本大学歯学部附属歯科衛生専門学校 専任教員

瀬賀紗都子　元・明倫短期大学附属歯科診療所 歯科衛生士

川原　　大　臨床器材研究所 所長

This book is originally published in Japanese
under title of :

SHIKAEISEISHI BÊSIKKU SUTANDÂDO ; HOWAITONINGU
(Basic Standard of Tooth Whitening for Dental Hygienists)

Editors :

KANEKO, Jun et al.
KANEKO, Jun
Professor, Department of Oral Health Sciences, School of Health Sciences, Meikai University

ISHIYAKU PUBLISHERS, INC.
7-10, Honkomagome 1 chome, Bunkyo-ku,
Tokyo 113-8612, Japan

Preface はじめに ～国民の健康と美しさ；笑顔を支える皆さんに向けて～

健康であること，そして美しくあることは，年齢あるいは性別にかかわらず，多くの人の願いであるはずです．また，健康と美しさは，ある意味で表裏一体をなしており，健康であることによって溌剌（はつらつ）とした印象を他人に与えるとともに，それが「美しい」と感じさせることにつながるものです．

この健康と美しさに貢献するための歯科医学からのアプローチにはいくつかあります．たとえば，咬合・咀嚼という機能面からの健康増進や，歯列や歯の色などの改善による美しさの獲得などです．特に，顔の表情を左右する口元の美しさは，目元とともに顔全体の印象に大きく影響を及ぼすものであり，他人との関わり合いにおいてとても重要です．目元と口元が作る顔の表情によって生まれる溌剌とした印象は，他人にもきれいで美しいというイメージとして伝わります．

今日では，歯質を切削することなく，各人が望む白い歯を獲得する手法であるホワイトニング処置が広く知られるようになりました．これによって，歯科治療が健康と美しさに対してさらに貢献できるようになったと認識されています．ホワイトニングに関しては，臨床における施術頻度が増加するとともに，その基礎的事項から臨床の実際に関する情報も多くあります．しかしこれらの情報は，まとまりなく一方的に伝わってきて，受け取る側が個々の臨床につなげにくいという感もあるのではないでしょうか．

こんな中で本書は，患者さんの健康と美しさを支えていく皆さんに向けて，最新の情報をもとに，基礎から臨床にわたって歯科衛生士として理解しておくべき事項をまとめることによって，ホワイトニングに関する知識を交通整理することを目的として編まれたものです．まず冒頭の Graph において，従来，今日，そしてこれからの歯科治療におけるホワイトニングの位置付けを見渡すことで，それ以降のパートでの解説がより理解しやすくなります．そして，皆さんからよく質問される事項について Q&A 方式で解説した Part 4 では，Part1 ～ 3 で記載されている事項を，実際の臨床におけるエッセンスとして身に着けるという観点から読み進めていけば，ホワイトニングを含めた総合的な“臨床力”が確実に獲得できるはずです．また Supplement では，ホワイトニングに用いる器材を，選択の要件や使用上の留意点とともにまとめ，これからホワイトニングに携わる皆さんに役立つようにしました．

ぜひ本書から，現在の審美修復治療には欠かせないホワイトニングという治療方法に関する知識を深めてください．それによって，歯科医学という学問を学ぶことがどれほど楽しいものであるか，そしてこの学問が臨床という実践の場に直結しているのだということの理解を深めることができるはずです．ここで学んだすべては，あなたのもとを訪れた患者さんに，最高の笑顔をもたらすはずです．

2011 年 12 月

編集委員（五十音順）

金子　潤

北原　信也

宮崎　真至

Graph
Tooth Whitening; Past/Today/Future

ホワイトニングの過去・現在・未来

北原信也

ホワイトニングがわが国に導入された当初は，情報が不足していたことから，歯質に悪影響があるのではないかという噂が広がり，多くの歯科医師は導入に否定的であった．その後2001年にホームホワイトニング剤が認可されたのを皮切りに，科学的データに基づく正しい情報がもたらされると，ネガティブなイメージは払拭され，ニーズが拡大した．

現在では，単に歯を白くするツールとしてだけでなく，審美歯冠修復治療の1オプションとしてのホワイトニングが確立されつつある．

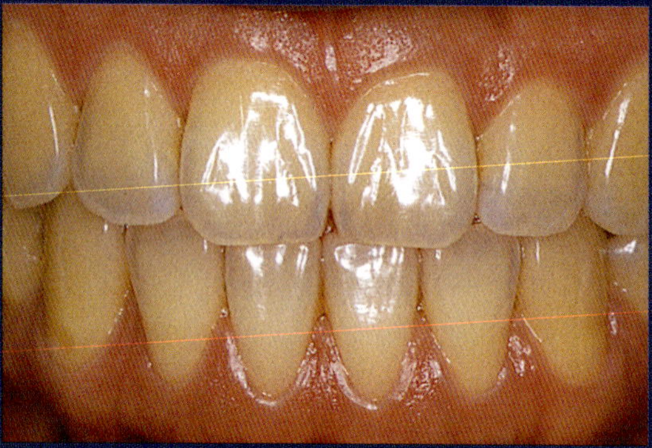

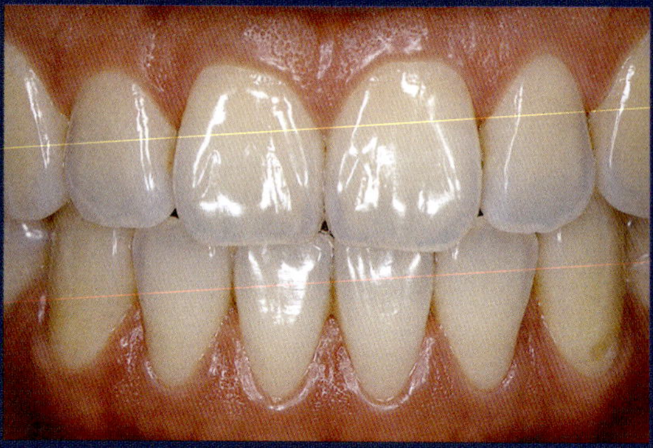

術 前

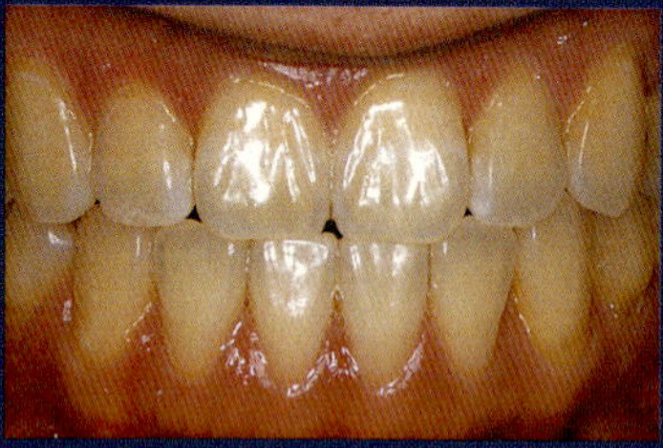

術 後

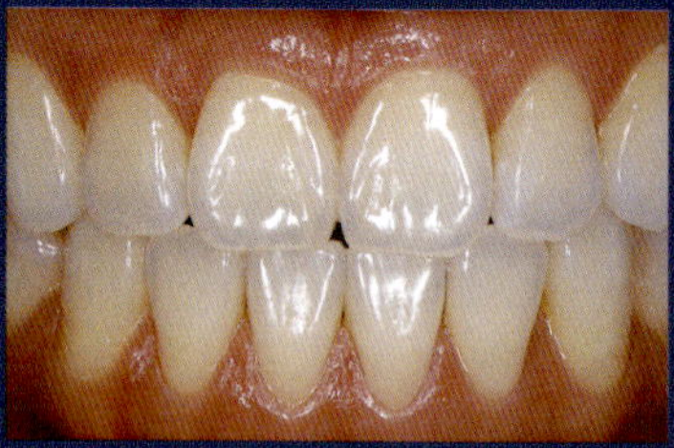

従来のホワイトニングは歯列不正もなく，大きな歯科治療が必要のない軽度変色・着色症の患者を対象にしていたために，美容的な側面が強かった．

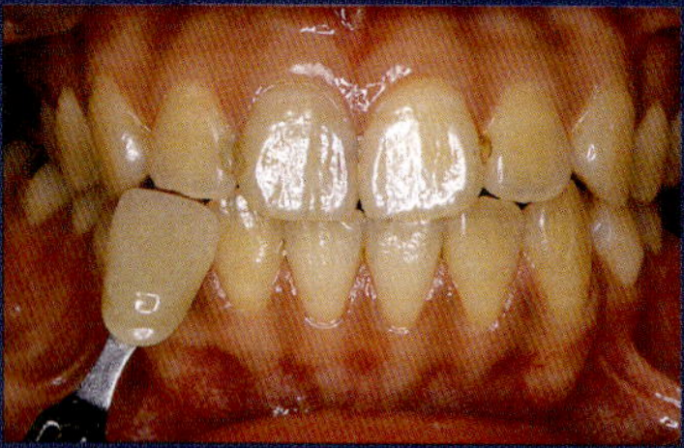

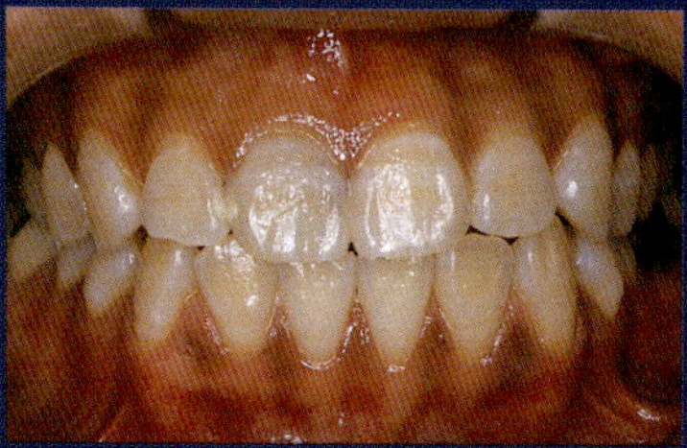

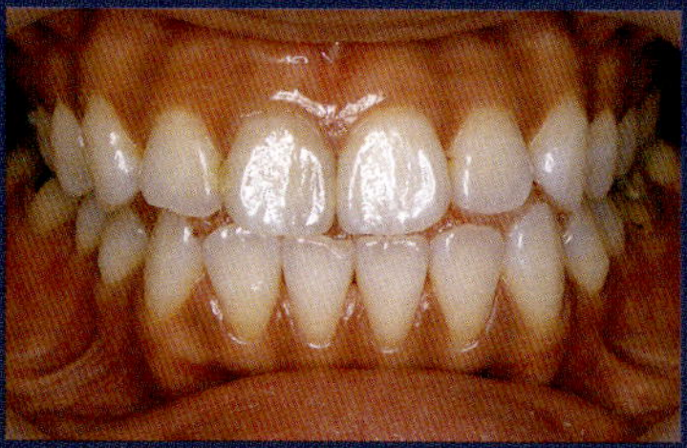

過去の施術方法において，術中にホワイトバンディング（歯に白い帯が認められる）が出現した場合，施術を中止していたが，現在ではバンディングが出現しても，さらにホワイトニングを進めることでバンディングが消失することがわかっている．つまり応用問題への対処法も整理されつつある．

今日のホワイトニングは審美修復治療の１オプションである

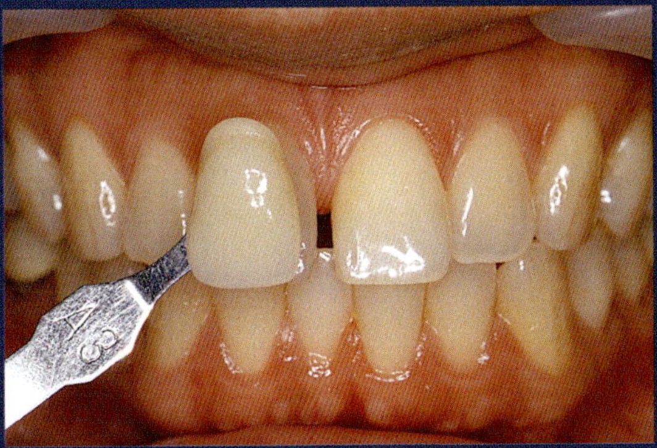

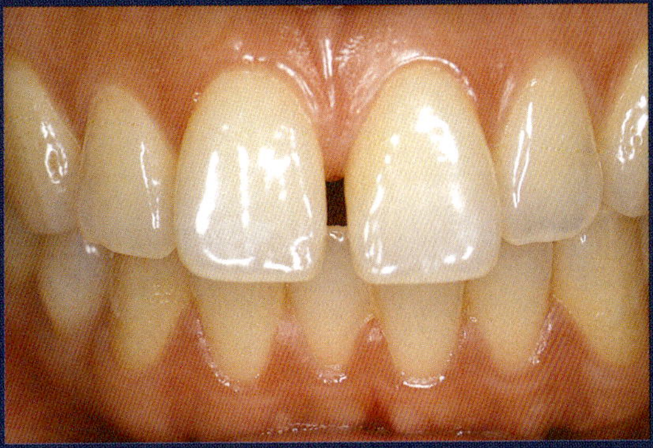

術前

術前ではこのまま修復もできるが, 決して審美的な結果を得ることはできない. よって, まずはカラーコーディネートを目的にホワイトニングを行う.

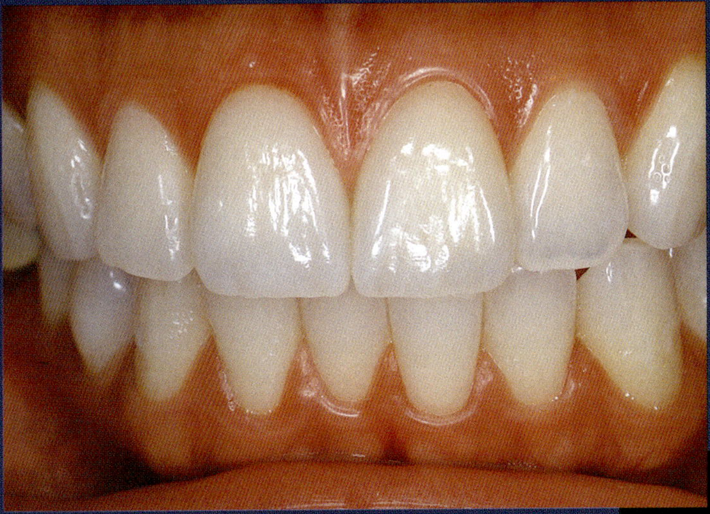

術後

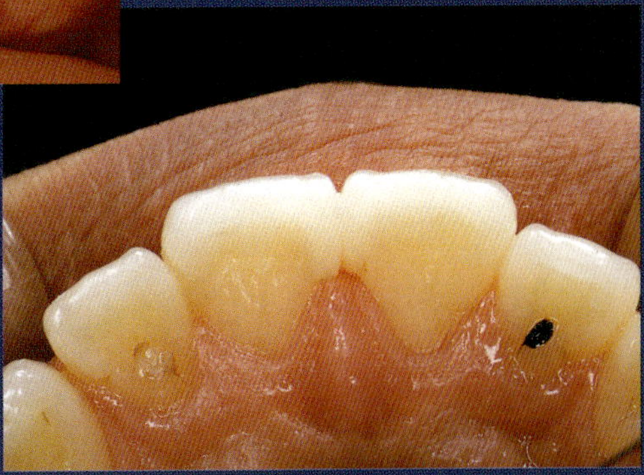

ホワイトニング後の 1|1 にラミネートベニアを装着. 審美的な修復治療の成果を得ることができた.

ホワイトニングのパラダイムシフト

これまで

ホワイトニング	審美修復治療
●軽度変色・着色のみ	●ホワイトニングとは独立して存在 ●高頻度 ●多くの場合は360°の歯質の切削 ●場合によっては抜髄

↓

ホワイトニングのパラダイムシフト

ホワイトニングは，かつてのような狭小な適用から審美修復治療の体系に組み込まれて適用範囲を大幅に拡大.

その結果，歯冠修復治療の質や技術的難易度を軽減させるのみならず，歯冠修復治療そのものを回避することも可能となった.

↓

現在，そしてこれから

ホワイトニング		審美修復治療
歯冠修復治療の回避（健全歯列の保全）↕ ●重度変色・着色症例への適用拡大	＋	●質の向上 ●歯質切削量の削減 ●技術的難易度の軽減化

先に示したように過去のホワイトニングは軽度変色・着色症のみを対象にしていたために，重度に変色・着色している歯は360°削り，クラウンタイプの補綴治療で対処してきた（下図）．しかしう蝕も何もない歯を色だけの問題で削ることははたして正しいことだろうか？

MI（ミニマルインターベンション：最小限の介入で最大限の効果を得る）が叫ばれる昨今では，「ホワイトニングで色を調整して，形は歯冠修復治療を」という考え方にパラダイムシフトしている．その意味でホワイトニングは，審美修復治療における欠かせないオプションの１つとして確立しつつある．

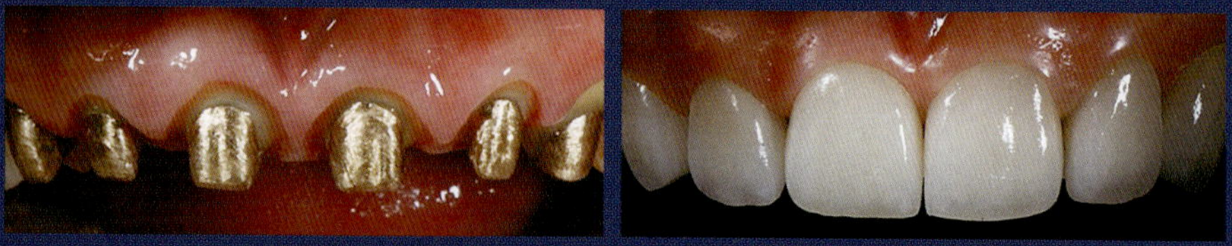

重度変色歯へのかつての対応例．抜髄後360°の支台歯形成を行いクラウンを装着することにより審美回復を図っていた．

ホワイトニングにおけるメインテナンス（タッチアップ）の重要性

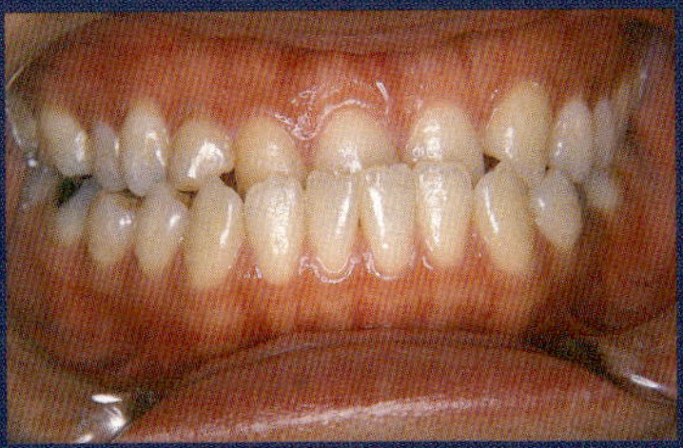
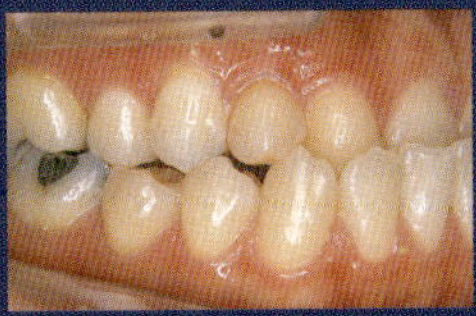
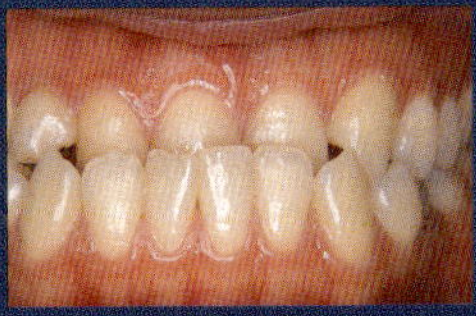
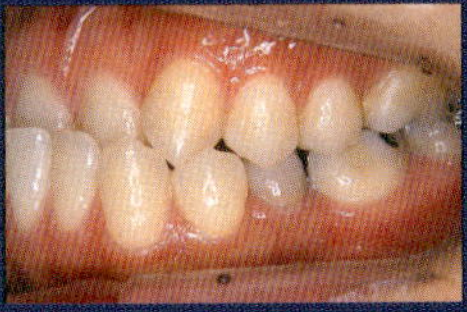

術　前　反対咬合で来院．矯正治療を行う．

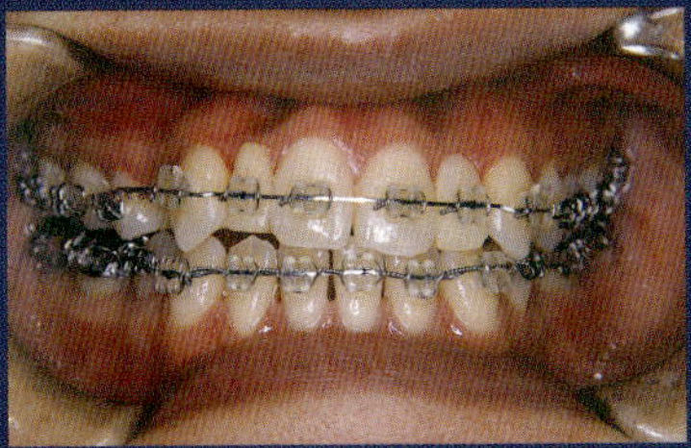
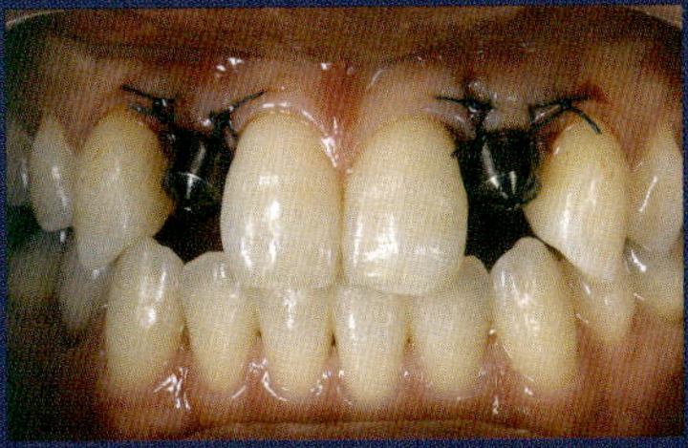

矯正治療も修了し，はじめから予定していた 2┼2 にインプラントを埋入．

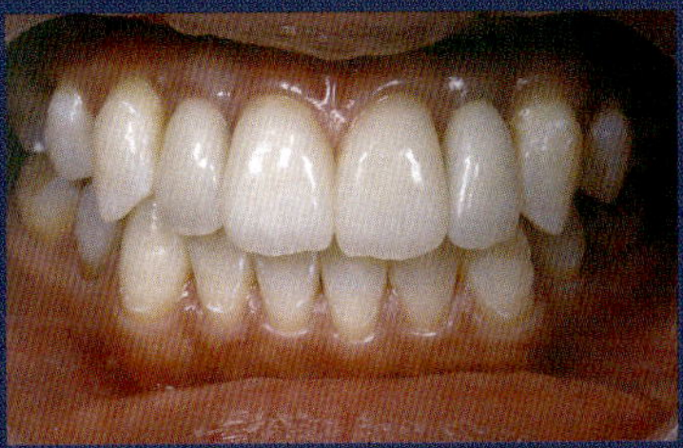
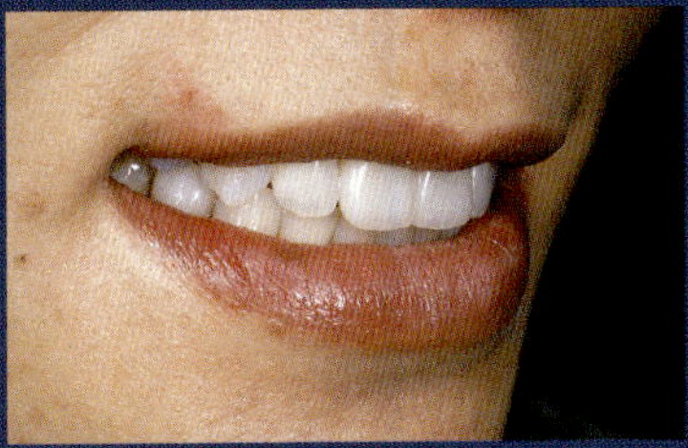

術　後

ホワイトニングも行い審美的な成果を得ることができた．

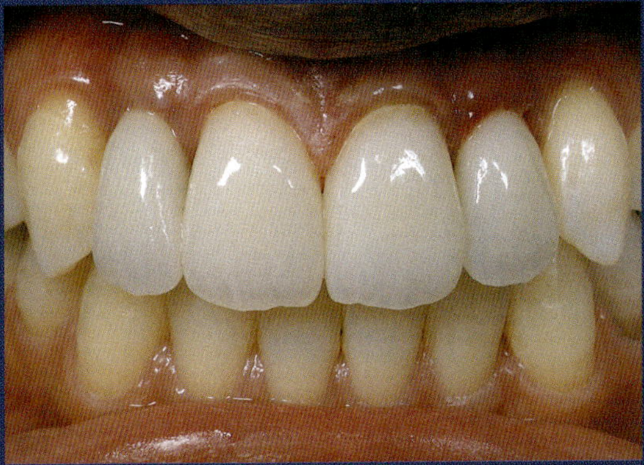
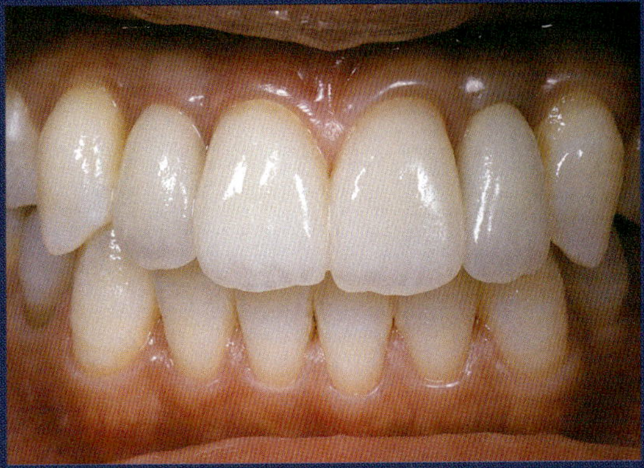

術後７カ月で天然歯は再着色が起こり，2┼2 の修復物と明らかに色のギャップができてしまう．しかしタッチアップにより審美性は回復することができる．

タッチアップ（追加ホワイトニング）の時期は約６カ月ごとであるが，私たちが理容室，美容院に定期的に通うように，歯科でもホワイトニングのメインテナンスで定期的な通院を促すことは，結果的に定期検診を行い，早期に問題点を見つけることができるだけでなく，さらには口腔内の積極的な予防につながることになる．

今日のホワイトニング

トゥースホワイトニング（tooth whitening）は，1976年Goldsteinによって体系づけられて以来，特にアメリカを中心に普及した（下図）．当初のホワイトニングといえば，アメリカ人の象徴ともいわれる「ハリウッドスマイルが目標」というように歯並びのよい歯でかつ軽度な着色症のみを対象にしていたために，医療ではなく美容的な目的が強かったのではないかと考えられる．日本では1990年代頃より一部の先端を行く歯科医師らにより治療が開始されたが，2001年ホームホワイトニング剤（Nite ホワイト・エクセル）の認可を皮切りに本格的に普及の輪が広がった．しかしながらホワイトニングによる色調改善の目標は

1）従来のシェードガイドを明度順に並べて術前から術後5シェード以上，つまりは患者本人が色調改善を認識できるところまでの改善

2）目標はシェードガイドのB1，A1

などと非常にアバウトなものであり，言い換えれば「対象となる黄色，茶色の歯の色を現状より白くする」というものであった．つまり，歯科医療において必要な検査，診断，治療計画というものが存在することなく行っていたために，予知性はもちろん，科学性にたいへん乏しい施術であったといえる．

では，今日のホワイトニングはどうであろう．2006年，2000症例に及ぶホワイトニングのデータを解析し，より科学的に医療としてのホワイトニングの位置づけが図られた[1]．これによって，今まで不可能といわれてきた術前に術後を予測する足がかりとして8項目に及ぶ検査項目とレーダーチャートが作成され，難易度を予測することが可能となった．子供が生まれたら歯科矯正治療費用を当たり前に貯金し始めるといったように，もともと歯はきれいでなければならないと考えるアメリカ人とは異なり，多くは歯並びも悪く，メインテナンスへの積極的意欲をもたない日本人においては，ホワイトニングの目標，目的もやや異なるが，この難易度予測のアプローチは，文化背景も考慮した日本人に適したホワイトニングシステム構築の第1歩になったのでないかと考える．

まさに日進月歩といわれる歯科医学の世界で，従来の美容的なホワイトニングから，医療，特に審美修復治療の中の1オプションとしての位置づけを確立することができたと考えるが，さらなる研究が臨床体系にフィードバックされることで，より確実性のある施術として発展することを期待する．

当初アメリカを中心に発展したホワイトニング

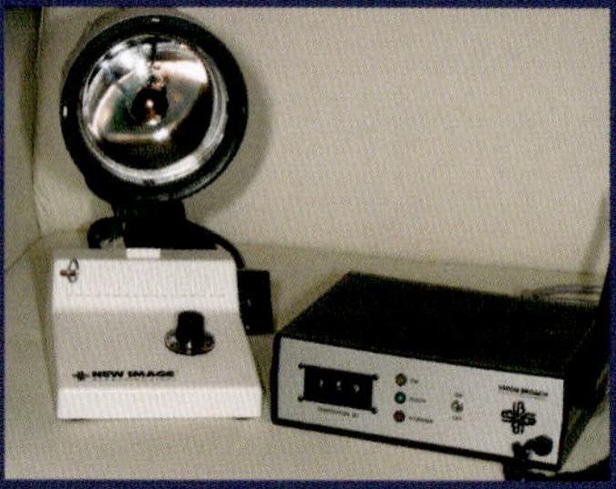

1980年代後半にアメリカで初めて量販されたオフィスホワイトニング用器材

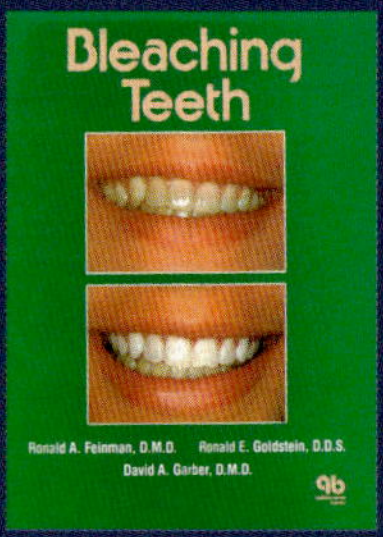

Feinman らによる『Bleaching Teeth』（Quintessence，1987年刊）[2]

ホワイトニングの検査・診断

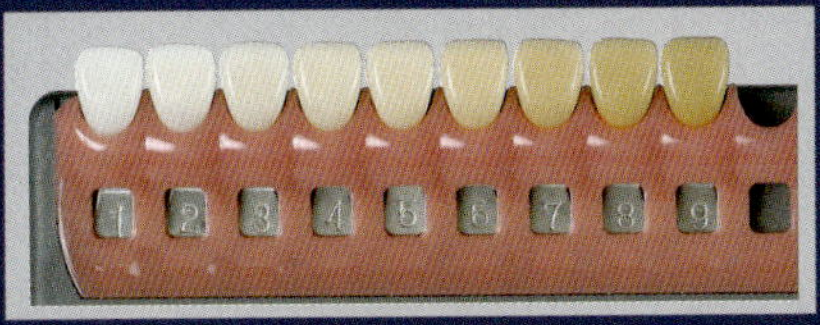

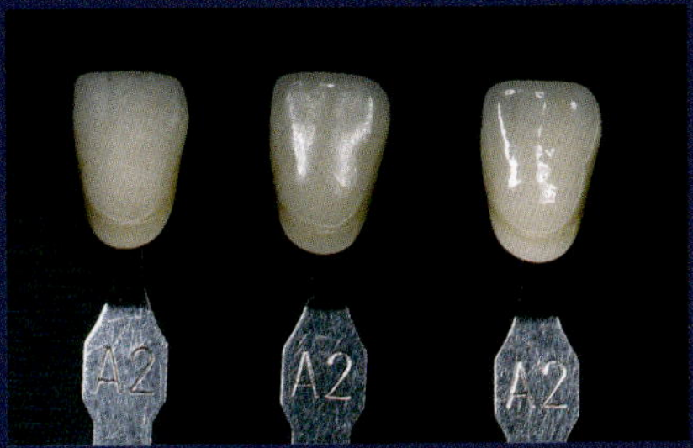

テクスチャーの違い.
同じ A2 でも，テクスチャーの違いによりこんなにも色が変わって見える.

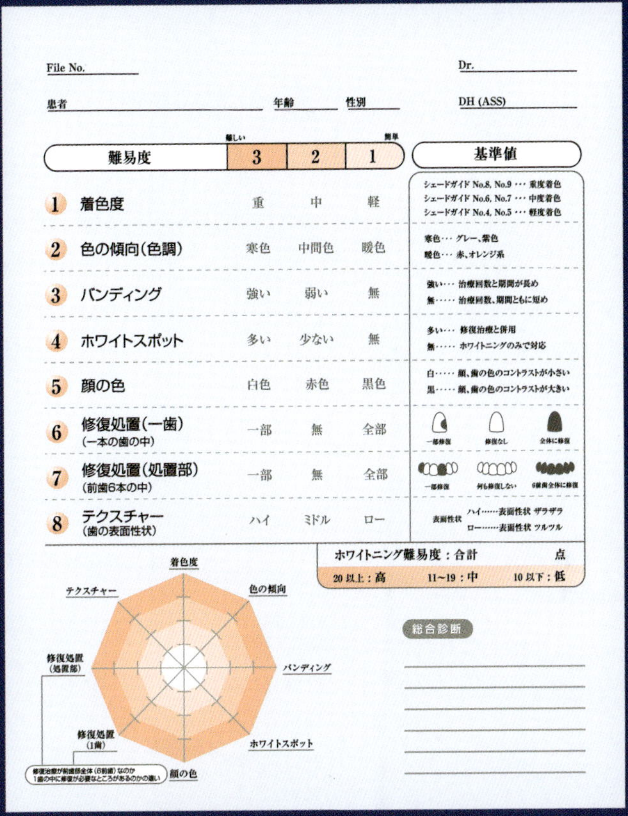

File No. ＿＿＿＿　　Dr. ＿＿＿＿

患者 ＿＿＿＿　年齢 ＿＿　性別 ＿＿　DH (ASS) ＿＿＿＿

難易度	3（難しい）	2	1（簡単）	基準値
1 着色度	重	中	軽	シェードガイド No.8, No.9 ･･･ 重度着色 シェードガイド No.6, No.7 ･･･ 中度着色 シェードガイド No.4, No.5 ･･･ 軽度着色
2 色の傾向(色調)	寒色	中間色	暖色	寒色･･･ グレー、紫色 暖色･･･ 赤、オレンジ系
3 バンディング	強い	弱い	無	強い･･･ 治療回数と期間が長め 無･････ 治療回数、期間ともに短め
4 ホワイトスポット	多い	少ない	無	多い･･･ 修復治療と併用 無･････ ホワイトニングのみで対応
5 顔の色	白色	赤色	黒色	白･････ 顔、歯の色のコントラストが小さい 黒･････ 顔、歯の色のコントラストが大きい
6 修復処置(一歯)(一本の歯の中)	一部	無	全部	一部修復　修復なし　全体に修復
7 修復処置(処置部)(前歯6本の中)	一部	無	全部	一部修復　何も修復しない　6前歯全体に修復
8 テクスチャー(歯の表面性状)	ハイ	ミドル	ロー	表面性状　ハイ……表面性状 ザラザラ ロー……表面性状 ツルツル

ホワイトニング難易度：合計　　点
20 以上：高　11~19：中　10 以下：低

総合診断

従来のホワイトニングは術前に術後を予防することができず，「結果」だけが評価とされてきた．昨今多くのケースを分析することにより術前に術後を予想することが可能となった．いよいよ臨床体系に取り入れられることとなる．

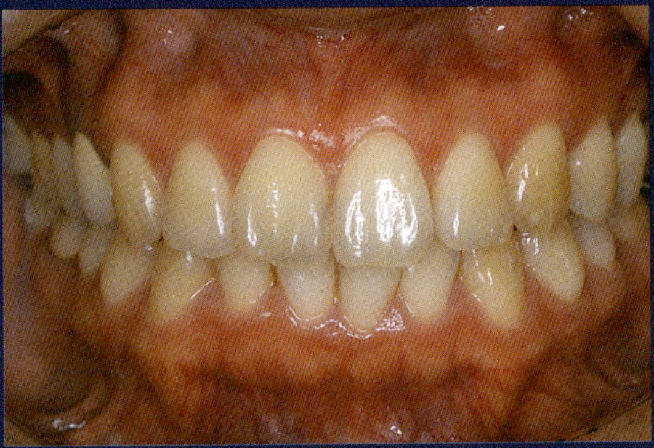

術　前

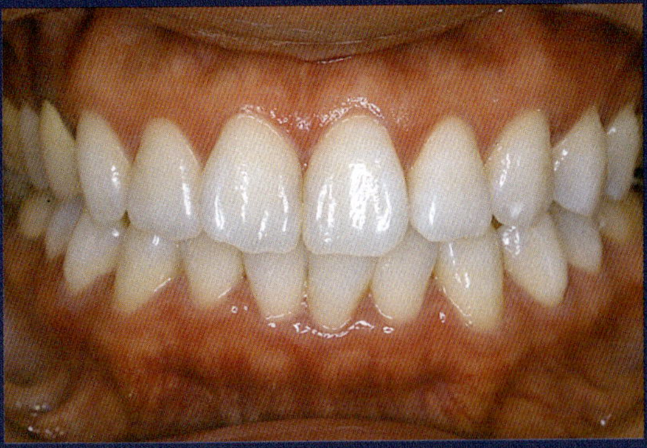

術　後

ホワイトニング難易度の低い症例への施術例

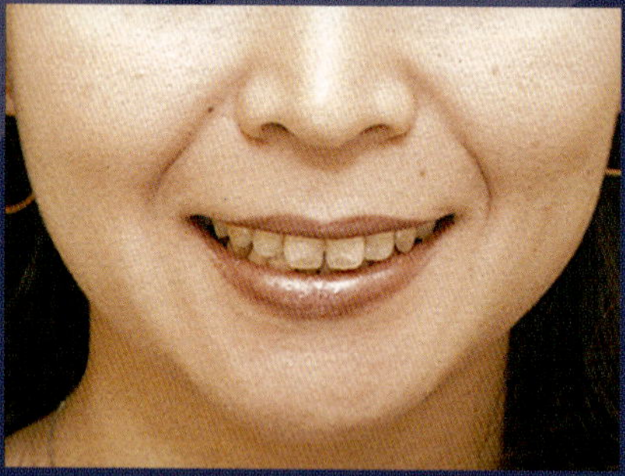

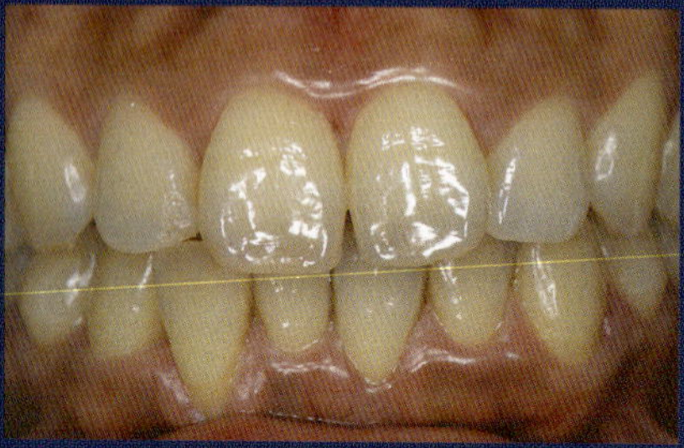

術　前

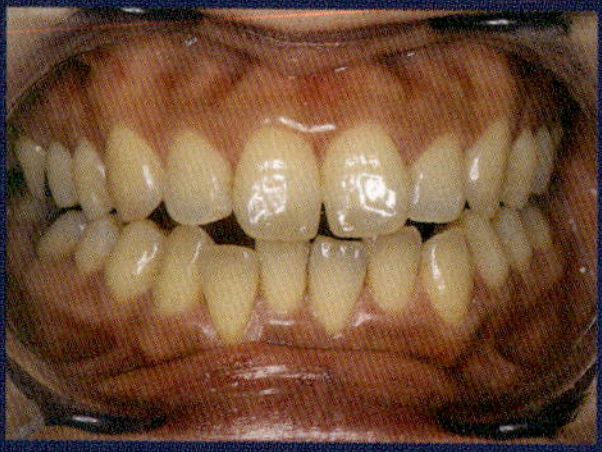

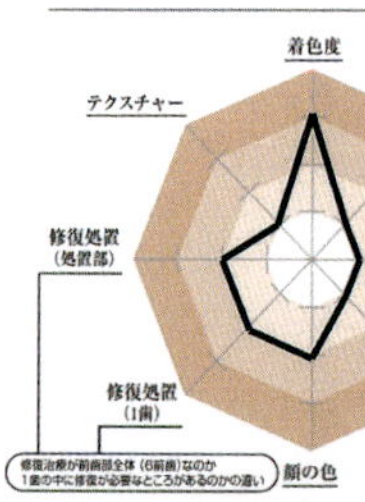

File No. 123　　Dr. 北原
患者 [redacted]　年齢 30　性別 女　DH (ASS) 萩原

難易度	3（難しい）	②	1（簡単）	基準値
1 着色度	(重)	中	軽	シェードガイド No.8, No.9 … 重度着色 シェードガイド No.6, No.7 … 中度着色 シェードガイド No.4, No.5 … 軽度着色
2 色の傾向（色調）	寒色	中間色	(暖色)	寒色… グレー、紫色 暖色… 赤、オレンジ系
3 バンディング	強い	弱い	(無)	強い… 治療回数と期間が長め 無…… 治療回数、期間ともに短め
4 ホワイトスポット	多い	少ない	(無)	多い… 修復治療と併用 無…… ホワイトニングのみで対応
5 顔の色	白色	(赤色)	黒色	白…… 顔、歯の色のコントラストが小さい 黒…… 顔、歯の色のコントラストが大きい
6 修復処置（一歯）（一本の歯の中）	一部	(無)	全部	一部修復　修復なし　全体に修復
7 修復処置（処置部）（前歯6本の中）	一部	(無)	全部	一部修復　何も修復しない　6前歯全体に修復
8 テクスチャー（歯の表面性状）	ハイ	ミドル	(ロー)	表面性状　ハイ……表面性状 ザラザラ ロー……表面性状 ツルツル

ホワイトニング難易度：合計　13　点
20 以上：高　11～19：中　10 以下：低

総合診断
着色は重度ではあるが、特に色の傾向、テクスチャーの難易度が低いため、結果は期待できる。目標は4シェードアップを目指す。

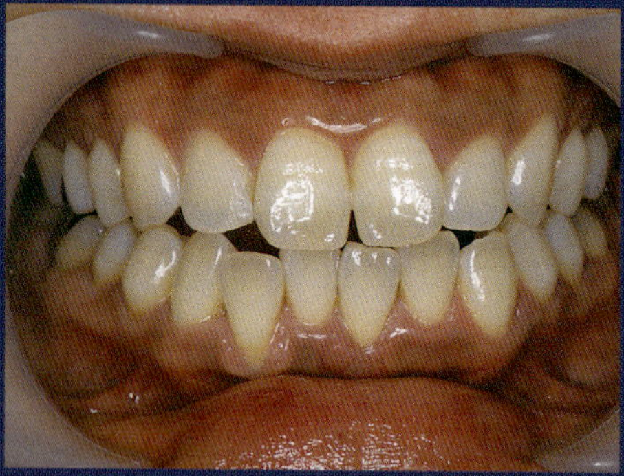

術　後

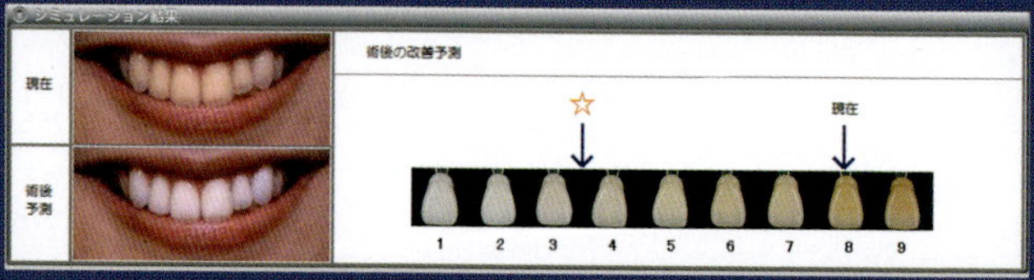

＊上図の「現在」「術後予測」の上顎前歯の形態はデフォルトであり患者固有のものではなく，シミュレーションソフトで解析された色調のみを反映したものとなっている．

ホワイトニングチャートによると難易度も比較的低く，シミュレーションソフトにおいても，3.5 という改善予測値となった．さらに施術後は，3 という結果を得ることができた．

ホワイトニング難易度の高い症例への施術例

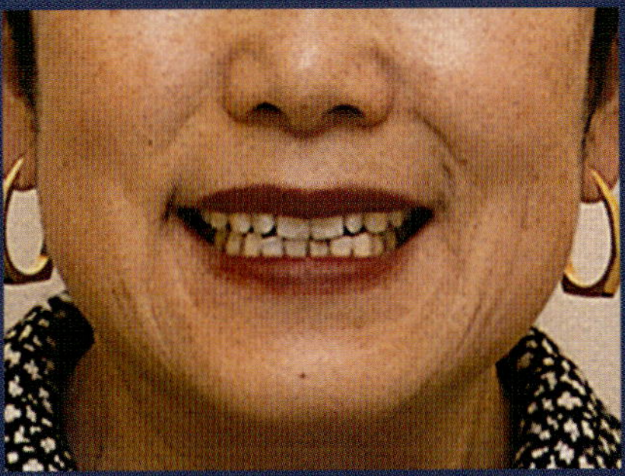

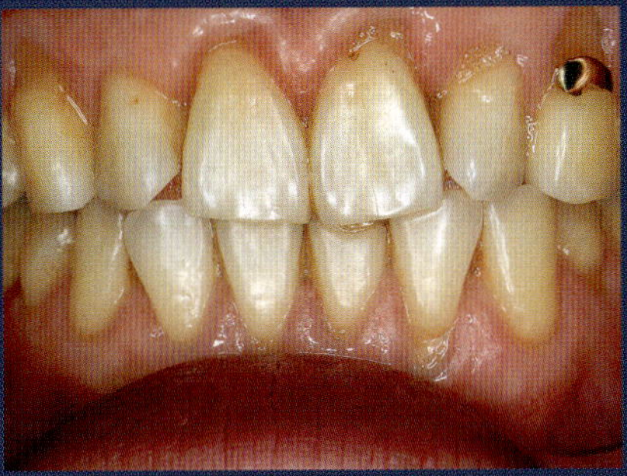

術　前

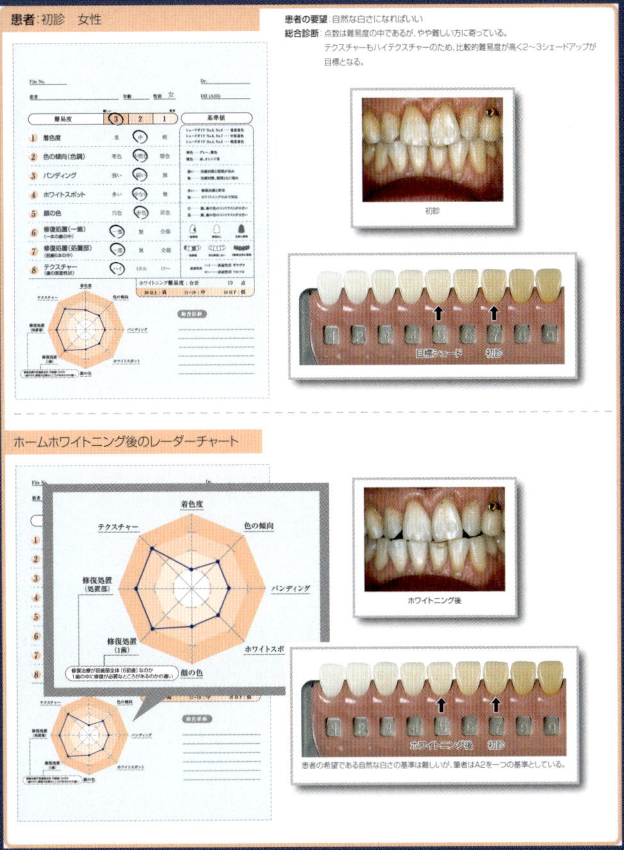

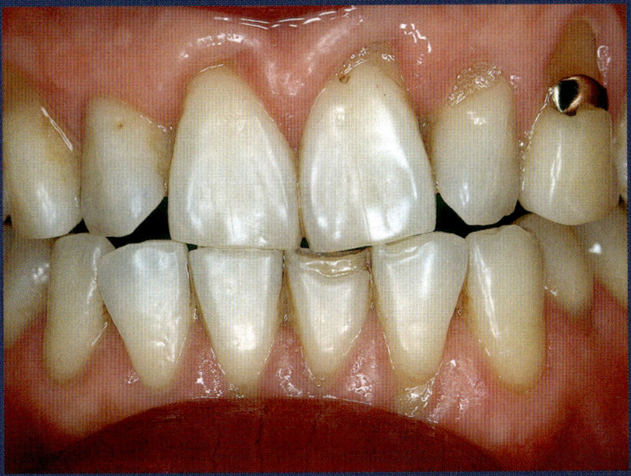

術　後

ホワイトニングチャートの点数も20点で「難易度高」に分類され，シミュレーションソフトでも2シェードアップの改善予測値となった．施術後は4という結果が得られた．

歯科衛生士 ベーシックスタンダード

ホワイトニング

Basic Standard of Tooth Whitening for Dental Hygienists

CONTENTS

Part 2 ホワイトニングの実習・基本臨床術式
Basic Practice and Procedures of Clinical Tooth Whitening

Part 3 ホワイトニングにおけるカウンセリング・コンサルテーションとメインテナンス
Counseling/Consultation and Maintenance for Clinical Tooth Whitening

Memo

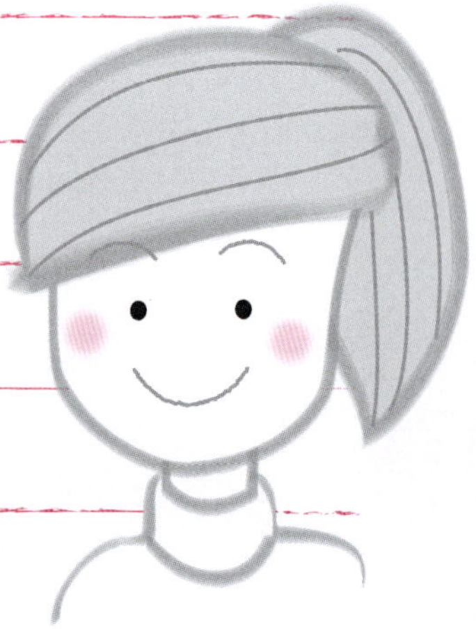

Part 1

ホワイトニングの基礎知識

Basic Theories of Tooth Whitening

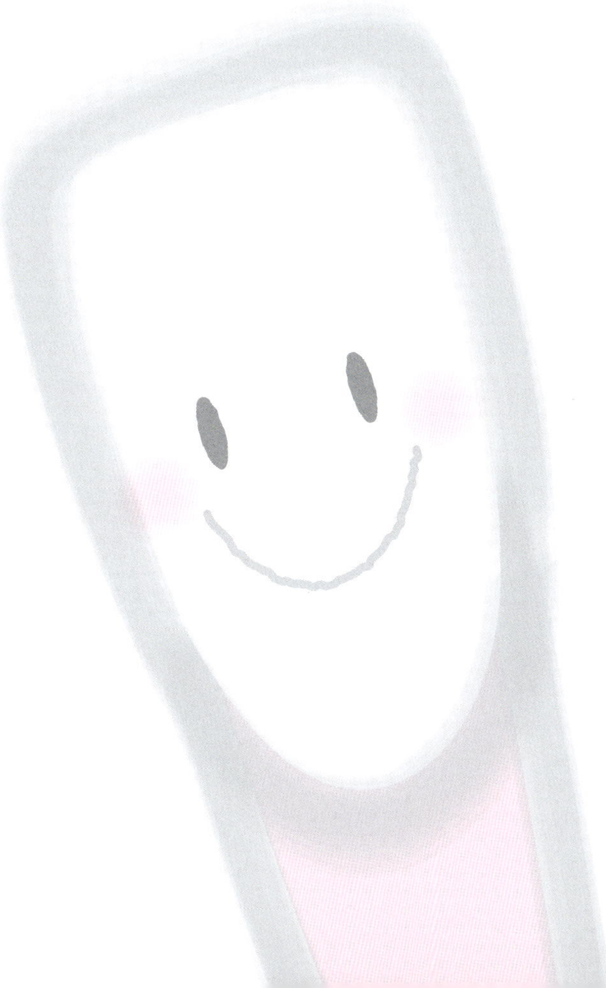

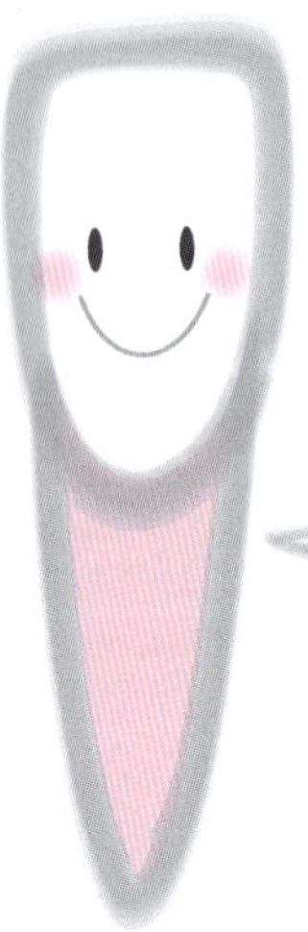

1 ホワイトニングとは？

1） 歯の色とホワイトニング

福島正義・武井典子

歯の色には個性がある

歯の色はエナメル質表面の直接反射や象牙質からの内部反射を反映している[3]．皮膚や毛髪の色に個人差があるように，歯の色にも正常な範囲がある．その影響因子としては，**個体差**，**年齢差**，**歯種**あるいは**歯の部位**などが挙げられる[3]．

個体差は，たとえ黄色いと感じても，歯の色見本であるシェードガイドの範囲におさまっていれば正常色である．年齢差では，永久歯が生えたての学童の歯と高齢者の亀裂のある磨耗・咬耗した歯と比べれば，後者のほうが明度が低く，黄色味は強い．また，同一個体でも，加齢とともに歯の色は変化する．歯種によっても歯の解剖学的形態や頬舌的厚みなどの違いのために色は異なる．さらにまた，一本の歯でも，歯の先端と歯頸部では色調が異なる．たとえば，前歯では先端部は頬舌的に肉薄なため象牙質の裏打ちのないエナメル質層のみであり，透明感が強いので口腔内の暗さが透過して，患者から「黒い」と訴えられることがある．一方，歯頸部は肉厚なため黄色味が強い．

このように歯の正常色は一様ではなく，シェードガイドに代表されるように幅があることを，一般の人びとに理解してもらう必要がある．すなわち，まるで白衣のように過剰な白さを求める人に対しては，まずシェードガイドや測色計などを用いて，本来の歯の色は，どちらかといえば黄色系白色であることを理解してもらう必要がある．

わが国で古来より美人の条件とされた“**明眸皓歯**（めいぼうこうし）”の“皓”は，もともと“光”の意味からきており，日の光るさまから“白い”という意味になったと解釈されている．したがって，“皓”は本来“white”よりも“bright”の意味が強かったと考えられる．つまり色彩学的には，単に“白い”だけでなく，よく磨かれた“艶（つや）”のある清潔な口元というイメージである．

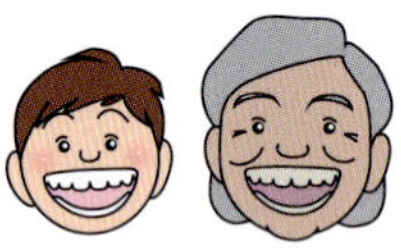

！歯の色は年齢でも異なります

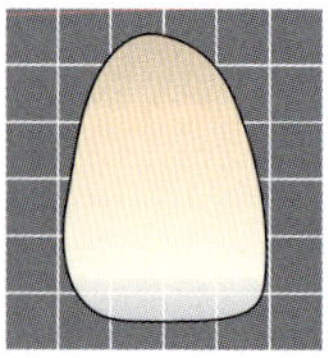

！１本の歯の中でも色は異なります

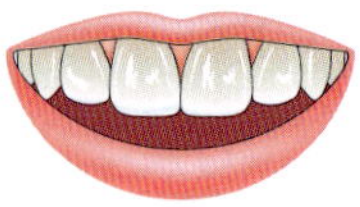

！「皓歯」のイメージは白いだけでなくつやのある清潔さも含みます

ホワイトニングの意義と目的

歯科におけるホワイトニングとは，**広義では，歯の色調を改善して明度を高くする**ことであり，その方法としては，専門的歯面清掃（PTC），漂白，歯のマニキュア（歯面コーティング），ラミネートベニア修復などが含まれる．**狭義では，漂白（ブリーチング）をさす**ことが一般的であり，本書においても，この狭義のホワイトニング＝漂白について解説される．ホワイトニングの目的・効果[4]は，病的変色歯への対応はもちろんのこと，正常色範囲においては自信の回復，円滑な対人関係，仕事の成功やアンチエイジングを期待する心理的対応，口腔の健康増進への動機付けや，う蝕・歯周病に対する予防的対応，あるいは美容的対応が考えられる．

こうした対処には歯科衛生士業務として行えるものが含まれている．いずれにしても歯科医師によって診断・指示され，処置されるべきものである．

白い歯に対する社会のニーズと今後の需要

きれいな歯並び，自然な歯の色そして健康な歯肉は，自信に満ちた健康的表情をつくり出し，社会生活の中で周囲の人びとに好感をもたせる重要な要素である．歯の美白効果を求めて高額な歯磨剤や歯ブラシに消費を惜しまない行動がみられる．近年，歯科医院で行われるホワイトニングは従来の修復処置に比べて非侵襲的であり，漂白効果が実感できることなどから社会の関心が高い．

筆者らによる社会審美学的調査では，子どもの時期の口腔保健が将来の審美性の育成に重要であること，また，就業者[5]では現在の自分の口元に不満をもっている人は7割で，その理由は「歯並び」，「歯の色」，「色素沈着」，「治療した歯の色」，「歯の形」，「歯肉の色」，「歯肉の形」であること，また，自立高齢者では口元の審美性への意識が低いことが明らかになった．しかし，いわゆるホワイトカラーを対象にした口元の印象に関する意識調査[6]では，調査対象者の約7割が「清潔で白い歯は仕事のうえでメリットがあると思う」と回答していた．口元の美しさの必要性が認識されているが，改善する行動には至っていない．

最近の若者の前歯は，歯並びの問題を別にしてきれいである．筆者（福島）が学校歯科医として毎年2,500人を対象に行っていた大学新入生の歯科健診では，永久歯のう蝕未経験者（DMFT = 0）の割合が，1990年代では5％前後であったが，2010年代では30％に達している．前歯部の審美性を傷害するう蝕や修復物は確実に減少している．しかし，健康な歯をより長く健康に維持させるためには歯科的支援が不可欠である．その動機づけとしてホワイトニングは有効であり，その意味でホワイトニング対象人口が増加しているとみることができよう．

一方，人口の超高齢化の中で健康寿命の延伸をめざして，中高年者の間では，アンチエイジングの健康志向が高まっている．歯科領域でも高齢者の現在歯数は少しずつ増えている．「おいしく食べ，楽しく語る，心豊かな老後を迎える」という目標に向けた対応が必要である．これまでは，加齢による歯の変色は，顔のシワやシミと同じように老化現象としてとらえられて，歯科的には何ら対応はされてこなかった．しかし，現在ではホワイトニングやマニキュアのような非侵襲的な方法を用いれば，一時的にも口元を若返らせることができる．これからは元気な自立高齢者の生活の質（QOL）を支援する**“高齢者審美歯科”**[7]が台頭してくるであろう．

今後，変色歯治療は患者が口元に自信を取り戻して，積極的な生き方ができるように支援することはもちろんのこと，従来の疾患主導型から健康主導型のアプローチに軸足を移していかなければならない．ホワイトニングはそうした中で位置づけられるべきものと考えられる．

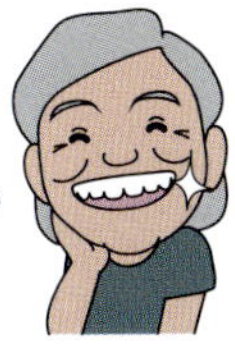

！高齢者審美歯科がキーワードに

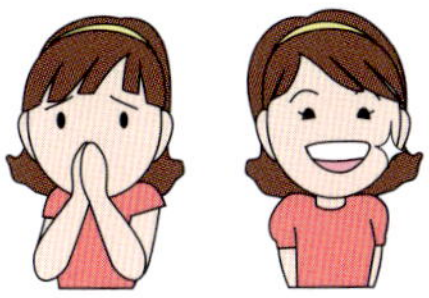

！口元の自信回復は患者の生き方支援にもつながります

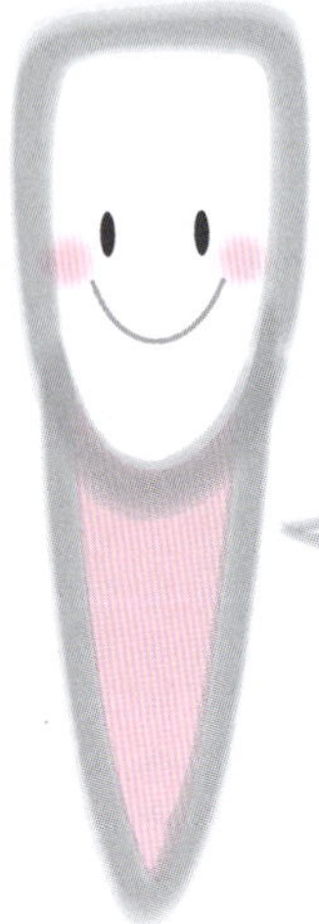

1 ホワイトニングとは？

2） ホワイトニングの分類と特徴

金子　潤

ホワイトニングとは

“ホワイトニング”とは，広義には歯を白くする処置の総称であり，たとえば歯面に沈着したプラークや着色物質を徹底的に除去するPTC（プロフェッショナル・トゥース・クリーニング）から，歯面コーティング材（歯のマニキュア），漂白処置（ブリーチング），ラミネートベニア修復，支台歯形成を行ってオールセラミッククラウンなどを装着する補綴処置に至るまで，多くの処置が含まれる[8]（**表1**）.

“ホワイトニング”の1つである“ブリーチング”は“漂白処置”と同義であり，薬剤を用いて化学的に歯を漂白することである．しかし近年，“ホワイトニング”といえば狭義に“ブリーチング”“漂白処置”を指すようになり，語句のイメージ的にも“ブリーチング”よりも“ホワイトニング”が好んで使用されるようになっている.

ホワイトニングの分類

ホワイトニング対象歯が生活歯か失活歯かによってホワイトニング方法も異なる．失活歯であれば髄腔内からの積極的アプローチが可能であるが，生活歯の場合はエナメル質表面から薬剤を作用させなければならない.

表1　ホワイトニングの分類（文献[8]を改変）

Mechanical-Whitening（機械的手法）	Chemical-Whitening（化学的手法）
1. サーフェシング　【Surfacing】 ・PTC ・エナメルマイクロアブレージョン	**1. ブリーチング　【Bleaching】** ・オフィスホワイトニング ・ホームホワイトニング ・失活歯のホワイトニング
2. コーティング　【Coating】 ・歯面コーティング材	
3. ベニア　【Veneer】 ・レジンダイレクトボンディング ・ラミネートベニア	
4. フルカバー　【Full Cover】 ・オールセラミッククラウンなど	

1．生活歯のホワイトニング

現在ではオフィスホワイトニングとホームホワイトニングの2種類に大別されている．

（1）オフィスホワイトニング

患者が診療室内で処置を受けるホワイトニング方法で，23～35％の高濃度過酸化水素を含むジェルやペースト状の薬剤を歯面に塗布し，触媒や光照射などで活性化させて迅速にホワイトニングを行う（**図1**）．1回のチェアタイムは60～90分程度，約1週間間隔で数回の来院を要する．光触媒である二酸化チタンを利用して過酸化水素の低濃度化を図った製品も発売されている．

（2）ホームホワイトニング

患者がホワイトニング剤とホワイトニング用カスタムトレー（以下，カスタムトレー）を持ち帰り，診療室外で歯科医師・歯科衛生士の指示どおりに自身で行うホワイトニング方法である（**図2**）．

10％過酸化尿素（過酸化水素濃度に換算すると約3.6％）に増粘剤を加えた薬剤をシリンジからカスタムトレーに注入して1日数時間装着，これを2～4週間程度継続する．マイルドなホワイトニング剤を唾液や体温などの作用により徐々に分解させてじっくりとホワイトニングを行う．近年では6％過酸化水素を主成分としたカスタムトレー作製不要の製品も発売されている．

（3）デュアルホワイトニング

オフィスホワイトニングとホームホワイトニングを併用して行う方法である．オフィスホワイトニングを先行させて，ある程度白さを獲得してからホームホワイトニングに移行する“ジャンプスタート”で行われることが多い．

2．失活歯のホワイトニング

ウォーキングブリーチ法が主流となっている．30～35％過酸化水素水と過ホウ

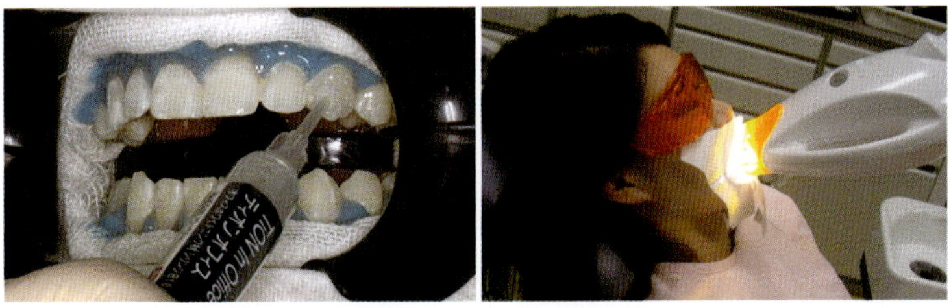

図1　オフィスホワイトニング

A：ホワイトニング剤の歯面への塗布　B：光照射によるホワイトニング剤の活性化

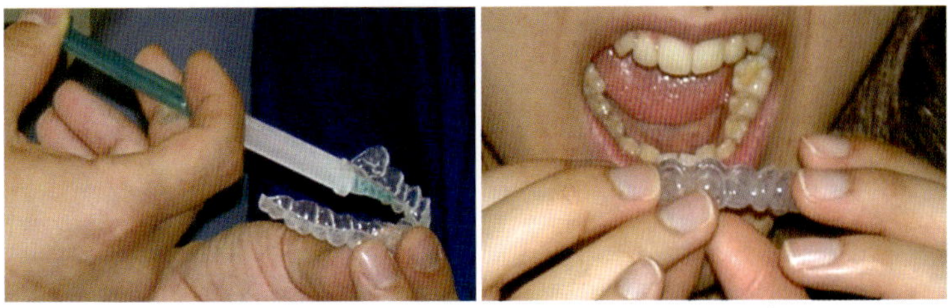

図2　ホームホワイトニング

A：ホワイトニング剤をカスタムトレーに注入　B：カスタムトレーの装着

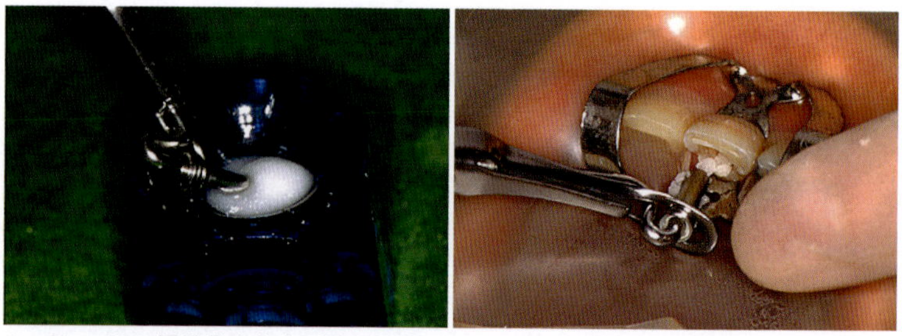

図 3　ウォーキングブリーチ

A：30 ～ 35％過酸化水素水と過ホウ酸ナトリウム粉末をペースト状に混和．　B：ホワイトニング剤の髄腔内への貼付．

酸ナトリウム粉末をペースト状に混和し，髄腔内に貼付して仮封するホワイトニング法である（**図 3**）．数日～ 1 週間程度の間隔で来院してもらい，ホワイトニング剤を新鮮なものに交換する．これを数回繰り返して十分に白くなった時点で口蓋側・舌側からコンポジットレジン修復を行う．

近年では，オフィスホワイトニング剤を髄腔内と唇側の両面から作用させる失活歯のオフィスホワイトニングも行われるようになってきた．ウォーキングブリーチ法との併用でホワイトニング期間の短縮を図ることがその目的である．

ホワイトニングの歴史

ホワイトニングは長い試行錯誤の繰り返しを経て今日に至っている．

臨床において薬剤で化学的に歯の漂白を試みた起源は，19 世紀半ばの 1848 年米国・ニューヨークの歯科医師であった Dwinelle や Westcott によるさらし粉や次亜塩素酸ナトリウムでの失活歯のホワイトニングである．その後 100 年以上の間にさまざまな薬剤や方法が考案されては淘汰され，20 世紀も半ばを過ぎた 1963 年になって Nutting and Poe がそれまでのいくつかの失活歯ホワイトニング法を集約してウォーキングブリーチ法を確立した．

一方，生活歯をホワイトニングする必要性が生じたのは 20 世紀初頭からで，1910 年代の歯のフッ素症による斑状歯や，1950 年代から出現したテトラサイクリン系抗菌薬服用による変色歯が口元の審美性を損ねる原因となっていた．これらの変色歯に対して歯科医院では 30％過酸化水素水に強電力ライトを照射してホワイトニングする方法が細々と行われていたが，1980 年代になっても患者が十分に満足するレベルの効果を期待することは難しかった（**図 4**）．

現代ホワイトニングの幕開けは 1989 年に訪れた．この年，Haywood and Heymann がカスタムトレーを用いたホームホワイトニングの原型を発表し，初めてのホームホワイトニング剤である『White&Brite』（Omni International）が発売されたのである（**図 5**）．2 年後の 1991 年にはオフィスホワイトニング用として初めて製品化された『Hi Lite』（Shofu Dental Corp.）が発売され（**図 6**），患者および術者の負担が一気に軽減した．この頃から生活歯ホワイトニング法の術式は，オフィスホワイトニングとホームホワイトニングという 2 つの大きな流れに分かれていくことになる．

その後 1990 年代から 2000 年代にかけて，オフィスホワイトニングおよびホーム

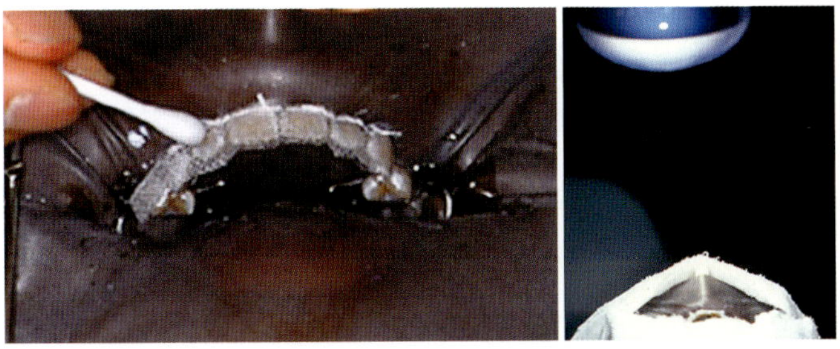

図 4　1980 年代までの生活歯ホワイトニング法

30％過酸化水素水に強電力ライトを照射して漂白する方法が行われたが，患者が十分に満足するレベルのホワイトニング効果を期待することは難しかった．

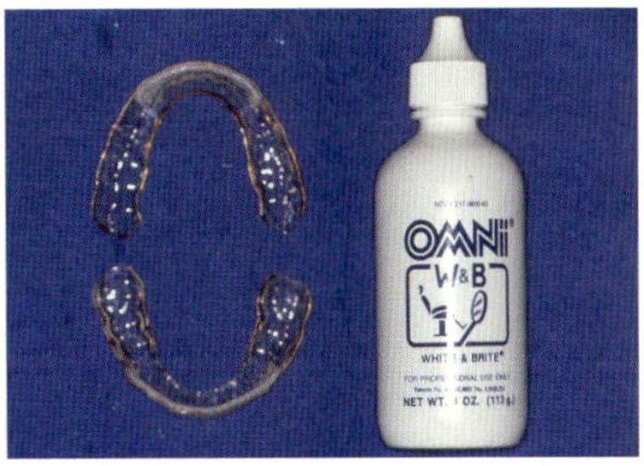

図 5　最初のホームホワイトニング剤

1989 年発売開始当時の White&Brite（Omni International）

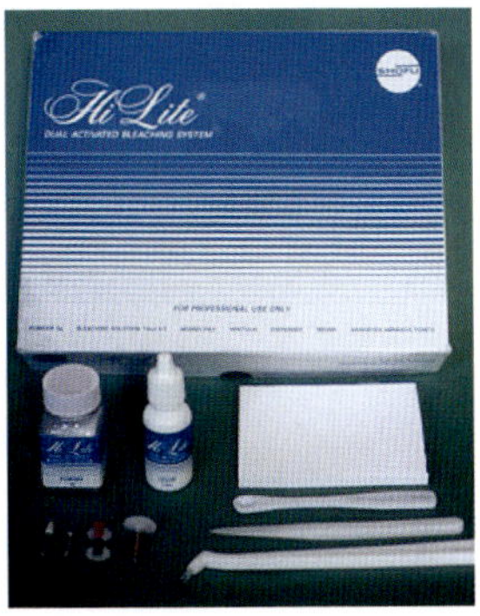

図 6　最初のオフィスホワイトニング剤

1991 年発売開始当時の Hi Lite（Shofu Dental Corp.）

表 2　わが国におけるホワイトニング剤の発売状況

1994 年	Shofu Hi Lite™ 臨床治験開始
1997 年	NiteWhite Excel™ 臨床治験開始
1998 年	『松風ハイライト』
2001 年	『NITE ホワイト・エクセル』
2005 年	『松風ハイライト シェードアップ』
2006 年	『オパールエッセンス 10%』，『ピレーネ』
2009 年	『ティオン ホーム』
2010 年	『ティオン オフィス』
2018 年	『オパールエッセンス BOOST』，『ティオンホーム プラチナ』
2019 年	『ホワイトエッセンスホワイトニング プロ』
2020 年	『松風ハイライト ホーム』
2021 年	『オパールエッセンス Go』

ホワイトニングともに，立て続けに新しい薬剤や器材などが考案・発売され，今日まで大幅な発展を遂げてきた．特に，オフィスホワイトニングでは薬剤の pH 調整，二酸化チタンなどの光触媒の利用，軟組織保護の簡便化，マルチアーチ型ホワイトニングライトの開発などが進み，ホームホワイトニングではジェルの粘性の向上，ライフスタイルに合わせた薬剤濃度の多様化，知覚過敏緩和成分の配合などの改良が加えられている．

このような流れの中で，わが国でも 1990 年代半ば頃からホワイトニングへの関心が高まり，海外で使用されているホワイトニング剤の国内許認可への動きが始まった．1994 年にはオフィスホワイトニング剤である Hi Lite の臨床治験が開始され，1998 年に『ハイライト』として発売された．また 2001 年にはホームホワイトニング剤の『NITE ホワイト・エクセル』の発売が開始され，オフィスホワイトニングとホームホワイトニングの両輪がやっとそろった．その後いくつかの製品が厚生労働省の認可を受け，現在ではオフィスホワイトニング 5 製品，ホームホワイトニング 5 製品が発売されている（表 2）．

こうした現状のもと，わが国でも多くの歯科医院でホワイトニング処置が行われるようになってきた．

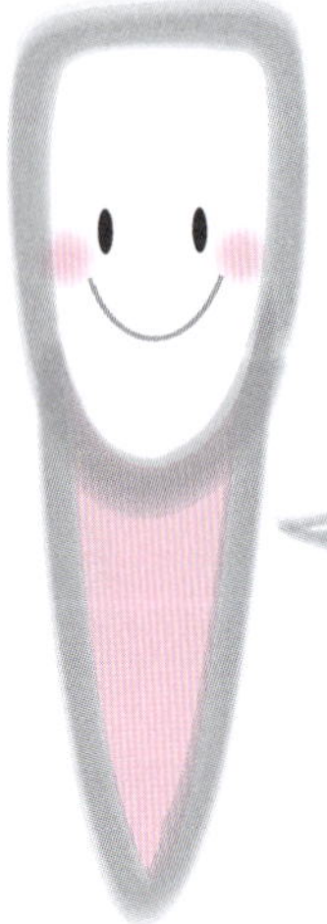

1 ホワイトニングとは？

3） ホワイトニング用薬剤の生体安全性

宮崎真至

これまで，ホワイトニング剤を用いた多くの臨床例とともに，基礎的な実験の蓄積によって，その安全性が示されてきた．ホワイトニング効果を確実にするためには，診断や治療計画の立案ならびにタッチアップ（追加ホワイトニング）にいたるまでのすべてのプロセスが，当然，治療全般に関しての知識を有した歯科医師の指導のもとに行われるべきである．そしてホワイトニングにかかわるすべての者が，ホワイトニング剤の主成分である過酸化水素について，その性質をよく理解して使用することと，過酸化水素にホワイトニング作用をもたらすフリーラジカルと生体とのかかわり合いについて知識を得ておく必要がある．

過酸化水素の生体への作用

1．ホワイトニングの主成分；過酸化水素

過酸化水素（H_2O_2）は，工業原料，漂白剤あるいは殺菌剤などとして，広く用いられている物質である．たとえば，麺類のうどんなどの食品の漂白に用いられているとともに，その2.5～3.5重量％水溶液はオキシドールとして創傷の消毒に利用されている．

過酸化水素は，金属イオン，熱，光あるいはカタラーゼ*などによって水と酸素とに分解される．その強い酸化力によって殺菌力を発揮するとともに腐食性も強いところから，高濃度のものが皮膚に接触すると白化する．歯科領域においても，プラークの蓄積を抑制する効果が認められるところから，歯周疾患の治療薬として，あるいは根管洗浄用に用いられてきた．過酸化水素は，低濃度の場合では，経口摂取したとしても，通常は消化管内の有機物質と反応して分解するために，毒性はほとんどない．

> *カタラーゼ
> 過酸化水素を酵素と水に分解する酵素です．

過酸化水素自体は活性をもたない物質であるが，強い反応性を発揮するのは過酸化水素から発生する活性酸素あるいはフリーラジカルの作用によるものである．この過酸化水素のフリーラジカル（ヒドロキシラジカル）が，有機性の着色成分を低分子に分解することで変色の度合を低減するのがホワイトニングのしくみである．

2．活性酸素とフリーラジカル

“活性酸素”とは，大気中に存在する酸素よりも活性状態にある酸素と，その関連分子を総称したものである．物質を形づくる多くの分子は，これが有する電子が

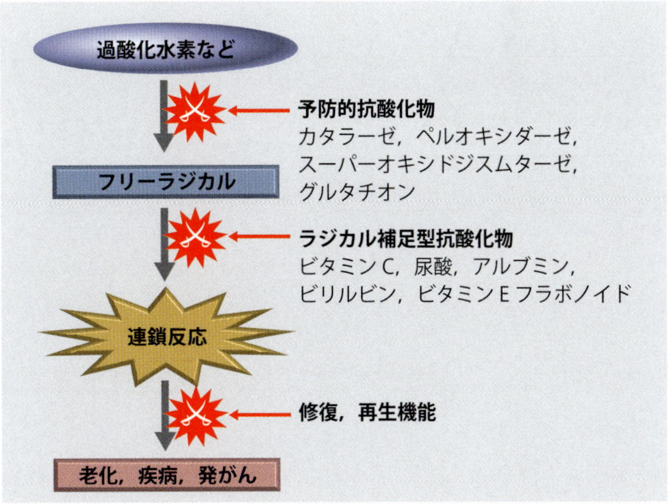

図1 生体におけるフリーラジカル活性化に対する防御機構
体内へのフリーラジカル蓄積を防ぐために，防御機構が働いている．

表1 抗酸化物質を多く含む食品

抗酸化物質	左記の抗酸化物質を多く含む食品
β-カロテン	ニンジン，カボチャ，ブロッコリー，シソ，ピーマン
ビタミンC	枝豆，シシトウガラシ，カリフラワー，パセリ，トマト，ミカン，イチゴ，キウイ，レモン
ビタミンE	カボチャ，ウナギ，サバ，ゴマ，小麦胚芽，植物油，種実類
リコペン	トマト，スイカ，柿
カテキン	緑茶，ウーロン茶
ポリフェノール	赤ワイン，ココア，タマネギ
アスタキサンチン	桜エビ，カニ，鮭，すじこ
スルフォラファン	菜の花，キャベツ，ブロッコリースプラウト

2つ対をなすことによって安定して存在する．しかし，まれにこの電子が対をつくらず1つだけが離れて存在するという不安定な状態に置かれることがある．このように，電子の対をもたない電子（不対電子）を有する原子あるいは分子を“フリーラジカル”とよんでいる．

活性酸素の中でもその反応性が高いヒドロキシラジカルは，タンパク質や脂質などあらゆる物質と反応するが，逆に反応が高いために，通常の環境下では生成後速やかに消滅する．

3．活性酸素は生体内にも存在する

生体内でも活性酸素が生じるが，これらはエネルギー産生などに伴って生じた廃棄物であり，蓄積すると何らかのダメージを細胞に与える．たとえば，がん，老化，糖尿病，炎症あるいは白内障などの発症と関連しているとされている．

もちろん，正常な生理状態を営む細胞内にあっては，生成されるフリーラジカルあるいは活性酸素の量などは，生体の防御機構によって厳密にコントロールされている（**図1**，**表1**）．

1 ホワイトニングとは？

4） ホワイトニングのメカニズム

加藤純二・守矢佳世子

ホワイトニングの化学的メカニズム

現在歯科領域で使用されているホワイトニング剤は，過酸化水素を主体としている．この過酸化水素がどのように働いて歯質を漂白するかのメカニズムをまず理解しておく必要がある．

1. 過酸化水素と OH ラジカル

ホワイトニング効果は，過酸化水素から発生する活性酸素（スーパーオキシド，ヒドロキシラジカル，ヒドロペルオキシラジカルなど）による酸化作用によって変色の原因となる有機質（着色物質）が分解されることにより得られる．活性酸素の中でもヒドロキシラジカル（OH ラジカル）は非常に強い酸化作用をもち，紫外線，あるいは鉄など金属の存在によりさらに発生しやすくなる．

OH ラジカルは，**図 1** のような反応によって着色有機物を漂白する．

2. 活性酸素を増加させる要因

過酸化水素から発生する活性酸素（特に OH ラジカル）の量が，ホワイトニング

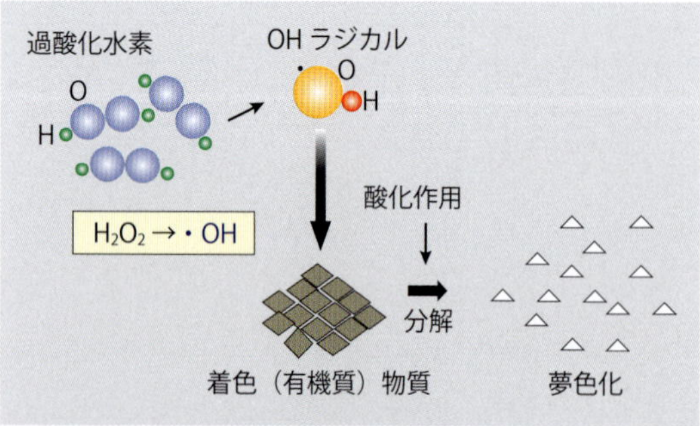

図 1　ホワイトニングのメカニズム
過酸化水素から発生した OH ラジカル（不対電子をもつものをラジカルという）の強い酸化作用（電子を奪う）により有機質が分解される．

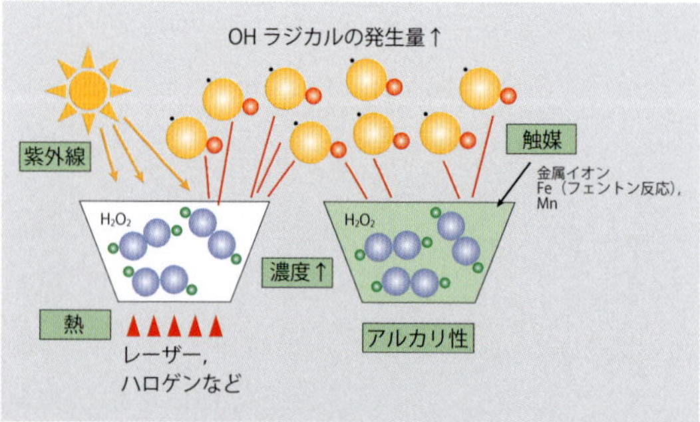

図 2　OH ラジカルの発生量を増やす要因
光源は主に過酸化水素の温度を上げることにより，OH ラジカルの発生を促す作用に使用される．液性がアルカリ性になると過酸化水素が不安定になる．

効果を左右する．過酸化水素から活性酸素を大量に発生させるには，

- 過酸化水素の**濃度を上げる**
- 過酸化水素の**温度を上げる**
- **光（特に紫外線）をあてる**
- **アルカリ性**（過酸化水素は弱酸性で安定化する）**にする**
- **金属**（鉄，マンガン）を**添加**する

といった方法がとられる（**図2**）．

ホワイトニング剤の液性と有機質への作用

現在，わが国で使用されているオフィスホワイトニング剤は，アルカリ性（> pH8），中性（pH6 ～ 8），酸性（< pH6）の３つに分類できる．厚生労働省で認可されている『ハイライト』（松風）は酸性，『ピレーネ』（モリタ），『ティオンオフィス』（ジーシー），『オパールエッセンス BOOST』（ウルトラデント）は中性である．**図3**に代表的なホワイトニング剤の過酸化水素濃度と液性を示す．

アルカリ性ホワイトニング剤では，過酸化水素からの活性酸素が多量に発生するだけでなく，アルカリという液性による洗浄効果を併せもつ．これは，アルカリのタンパク質（ペプチド結合）分解作用により有機質（着色）が分解・除去されることによる．したがって，アルカリ性のホワイトニング剤では，有機質（着色）に対する漂白・洗浄作用が大きいことが特徴的である．

酸性ホワイトニング剤の場合は，金属（鉄，マンガンなど）を添加することによって，活性酸素の発生量を増大させている．しかしアルカリ性のような洗浄効果はない．一方，酸性なので，硬組織に対して脱灰作用をもつ．エナメル質の臨界 pH は 5.5 なので，それ以下の pH のホワイトニング剤は，エナメル質表層をわずかに溶解し，着色有機質を剥ぎ取るという効果がある．また，pH3 ～ 5 のホワイトニング剤を長時間歯面（エナメル質）に作用させると，表層下での無機質の構造変化（ごく軽度の表層下脱灰）を生じやすい．その結果，ホワイトニング後に「人工的な白さ」が得られる．

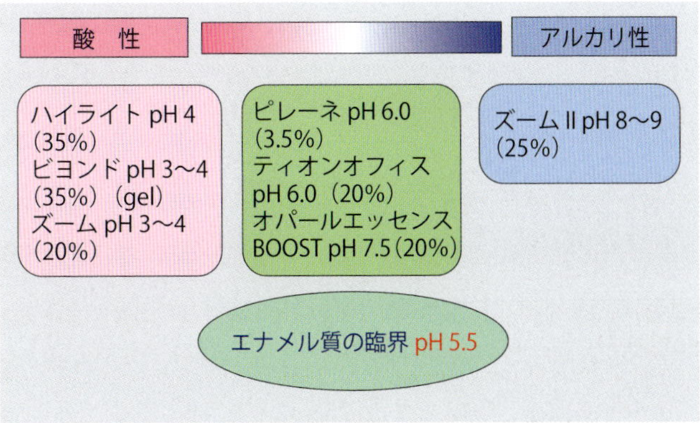

図3　各種オフィスホワイトニング剤の液性
アルカリ性型，酸性型，中性型に分かれる．

中性ホワイトニング剤は，ほぼ生体表面の pH と同じであり，液性による付加効果はない．このため，酸性ホワイトニング剤と同じようにマンガンなどの金属を添加したり，ピレーネやティオンオフィスのように光触媒（二酸化チタン）を配合し，活性酸素の発生量を増加させている．

ホームホワイトニング剤は，オフィスホワイトニング剤に比べて長時間作用させることから，より酸やアルカリの影響を受けやすい．そのため，ホームホワイトニング剤は，歯質に対する安全性の観点から，液性を中性にしてある．

ホワイトニング剤の歯質内への浸透

1. エナメル質の構造とホワイトニング剤の浸透

エナメル質は，重量比で約 95％が無機質（ヒドロキシアパタイト）であり，残りをわずかな水分と有機質が占めている．

エナメル質は高度に石灰化した間隙のない構造ではなく，エナメル質内部にはエナメル葉や外力によって生じた亀裂などがみられ，さらにエナメル小柱や小柱間隙（小柱鞘）を認めることができる．小柱を構成する結晶間にも有機質の存在する微細なレース様の網目構造が観察される．エナメル質を割断すると，エナメル–象牙境側からエナメル質表面に向かって規則正しく配列する小柱構造を観察できる（**図4**）．また，エナメル–象牙境，すなわちエナメル質と象牙質の境界には比較的広い空隙が認められ，水分と有機質が多く石灰化度の低い部位である．

ホワイトニング中，過酸化水素は，まずエナメル葉や歯の亀裂といった有機質が多く幅の広い間隙を浸透し，しだいに小柱間隙に到達する．そしてエナメル–象牙境に達した活性酸素はエナメル–象牙境に沿って広がる．濃度勾配により，過酸化水素の浸透スピードは，その濃度が高いほど早い．

2. オフィスホワイトニング剤とホームホワイトニング剤の歯質への浸透および漂白作用

オフィスホワイトニング剤とホームホワイトニング剤の，歯質への浸透様式と漂白効果はやや異なる．

オフィスホワイトニングの場合，過酸化水素の濃度が高いため，エナメル質（亀裂・エナメル葉，エナメル小柱間隙）内への浸透が早く，強い漂白作用を起こす．やがてエナメル–象牙境付近にホワイトニング剤が達すると，象牙細管を介して知覚過敏が生じる．そのため，エナメル–象牙境および象牙質の漂白にはあまり時間をかけられない．これが，オフィスホワイトニングでは即効性で顕著な白さを得られるが，後戻りが早く知覚過敏の頻度が高いといわれる理由である．

一方，ホームホワイトニング剤では，過酸化水素の濃度が低いために，エナメル質内での漂白効果はオフィスホワイトニングほど強くない．しかし，浸透がゆっくり進むうえ，これがエナメル–象牙境付近に達しても，すぐには知覚過敏は生じない．このため，エナメル–象牙境内に十分浸透させることができ，さらに象牙質内でも

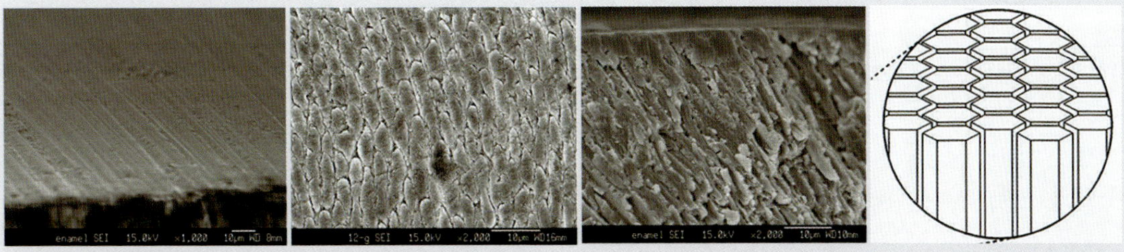

A：エナメル質表面（走査型電子顕微鏡像　1000倍）　B：A表面の有機質除去後（同，2000倍）　C：エナメル質の割断像（同，2000倍）　D：エナメル小柱の模式図

図4　エナメル質表層の構造

エナメル質表面は弱拡大では平滑な面構造（A）を示すが，表面の有機質を除去するとアパタイトの結晶からなるエナメル小柱と有機成分と水分が多く含まれる小柱鞘（小柱間隙）の構造が明瞭に認められる（B）．エナメル質を割断すると，エナメル質表面から象牙質側に斜走する多数のエナメル小柱の縦断像が観察される（C）．

Dはエナメル質を縦走するエナメル小柱の模式図を示す．小柱間には細い間隙が存在する．

緩徐な漂白が期待できる．すなわちホームホワイトニング剤では，瞬時の強い漂白作用は生じないが，エナメル–象牙境から象牙質内付近の漂白がゆっくりと広範囲にわたって生じる．そのため，ホームホワイトニングでは，「自然な白さ」を得られ，後戻りが少なく，知覚過敏の頻度は少ないとされる．

ホワイトニングで「歯が白くなる」とは？

ホワイトニング剤の浸透と歯質の構造から，「歯が白くなる」には以下の理由が考えられる．

① **有機質の分解**

・エナメル質表面・内部の外因性着色物質の分解
・エナメル質固有の有機質（エナメルタンパク）の変性・白色化
・エナメル–象牙境付近の有機質の変性・白色化および外因性着色物質の分解
・象牙質内に存在する内因性着色物質（テトラサイクリンなど）の分解
・象牙質固有の有機質（コラーゲン）の変性・白色化

② **歯質の構造変化**

・エナメル質表面の表面粗さが増加し，光の乱反射が増加する．
・エナメル質内部の結晶構造が変化し，散乱光が増加する．これは，pH4前後の酸性型漂白剤で生じる現象で，初期う蝕のメカニズム（う蝕原因菌による乳酸の産生）と共通している．

ホワイトニングという処置においては，単にエナメル質表層の有機物（汚れ）を取り除くだけでなく，歯の立体構造に基づいた，三次元的な色調変化が起こっている[9～13]．

1 ホワイトニングとは？

5）ホワイトニングの適応症と非適応症

東光照夫

ホワイトニングの適応症

表 1 に歯の変色の種類を，**表 2** に生活歯に対するホワイトニング，**表 3** に失活歯に対するホワイトニングの適応症と非適応症を示す[14, 15]．

1．生活変色歯への適応

生活（有髄）変色歯では，加齢により黄ばんだ歯，実質欠損を伴わない軽度のフッ素症歯，軽度なテトラサイクリン変色歯（後述）がホワイトニングの適応となるとされている．

表 1　歯の変色原因

変色歯	有髄変色歯 （生活歯）	・加齢による変色 ・フッ素症による白斑，欠損部の変色 ・テトラサイクリン系抗菌薬による変色 ・代謝異常などの疾患による変色 ・その他の変色
変色歯	無髄変色歯 （失活歯）	・打撲，外傷後の脱臼・亜脱臼後の変色 ・根管充填後，数年経ってからの変色 ・根管充填材，歯髄処置法，金属ポストなどによる変色

表 2　生活歯へのホワイトニングの適応症と非適応症

適応症	非適応症
健全天然歯 加齢による黄変 軽度のテトラサイクリン変色歯， 軽度のフッ素症歯	エナメル質に深い亀裂が認められる歯 エナメル質や象牙質の形成不全や実質欠損が認められる歯 重度のテトラサイクリン変色歯 金属イオン（アマルガムやフッ化ジアミン銀など）による変色歯 無カタラーゼ症の人 妊娠中や授乳中の人 小児や若年者 光線（紫外線）過敏症の人→ホームホワイトニングは可能 重度の呼吸器疾患の人→ホームホワイトニングは可能

表3　失活歯のホワイトニングの適応症と非適応症

適応症	非適応症
打撲による歯髄死	金属イオンによる変色歯
抜随時の不十分な止血	仮封ができない歯
不適切な処置による歯髄死	残存歯質が不十分なもの
	歯根が未完成な歯
	無カタラーゼ症の人
	妊娠中や授乳中の人
	外傷による亀裂が顕著に認められる場合
	→ウォーキングブリーチ法は禁忌

2．失活変色歯の適応

失活変色歯では，クラウンなどの補綴装置が装着されてない変色歯，大きな歯質欠損および充填物がない無髄（失活）変色歯，外傷による失活あるいは抜髄，根管充填処置後に限定したコンポジットレジン修復された歯がホワイトニングの適応である．

ホワイトニングの非適応症

大きな実質欠損のある歯，コンポジットレジンなどの大きな修復物が存在する歯，クラウンなどの補綴装置が装着されている症例は，ホワイトニングの対象ではない．金属塩による変色は，ホワイトニング剤の主剤である過酸化水素では漂白できない．

また，過酸化水素の分解酵素であるカタラーゼをもたない無カタラーゼ症の患者には，ホワイトニングは禁忌である．過酸化水素を体内で分解できない可能性がある．

テトラサイクリン変色歯でも，濃い帯状の変色，特に歯頸部に濃い黒褐色，濃紫色を呈する重篤な症例，フッ素症歯の場合には実質欠損に着色を伴う重篤な症例はホワイトニングの対象からは除外される．

ホワイトニングの適応を考慮すべき事項と症例

1．妊娠期・授乳期の女性

ホワイトニングそのものが妊娠期や授乳期の母体に悪影響を及ぼすという報告はないが，この時期には他の薬剤の使用も控えるのと同様に，ホワイトニングを避けるべきである．

2．適応年齢

永久歯が萌出し歯肉の状態が安定し，ホームホワイトニング用のトレーが使用できるようになる年齢（通常は18歳以上）からホワイトニングを適用する．

高齢者に対しては，年齢の上限はない．ただし，う蝕と歯周病，その処置の状態，歯肉の状態，知覚過敏の有無，歯肉退縮の状態，咬耗や磨耗，他の修復物，欠損歯などに対する配慮が必要である．

3．性別と年代

ホワイトニング効果には性差はないと考えられる．若い人たちの間では，「白い歯は人に不快感を与えない」「美容的に魅力が増す」などの理由からホワイトニングを希望するケースが多い．

中高年の女性も美に対する意識は非常に高く，歯の色を白くしたいとホワイトニングを希望する．50 歳以上の男性も，若さと健康と清潔感のある外観を求めホワイトニングを希望することが多い．

4．重度の知覚過敏を有する患者

患者が重度の知覚過敏を有している場合は，原則としてホワイトニングは避ける．しかし，知覚過敏の原因が，楔状欠損や歯肉退縮による歯根露出の場合には，該当部位をグラスアイオノマーセメントあるいはコンポジットレジンなどで修復してホワイトニングが可能である．下顎前歯の切縁の咬耗による象牙質の露出は，修復後にホワイトニングを行う．

5．光線過敏症を有する患者

オフィスホワイトニングでは，ホワイトニング剤中の過酸化水素を活性化するために光照射を行うが，光線過敏の人には注意が必要である．

光線への過敏は，遺伝・代謝・アレルギーを原因とする場合がある．また服用する薬剤（抗てんかん薬，筋弛緩薬，抗ヒスタミン薬，ニューキノロン系抗菌薬，利尿薬，抗がん薬など）の副作用として光過敏になることがある．したがって，問診や質問票により，光過敏の既往や服用薬を確認することが必要である．

6．患者の性格

歯の状態だけでなく，患者のコンプライアンス・性格も考慮すべきである．コンプライアンス（compliance）とは通常，『遵守』『柔順』と訳されるが，医療においては，「医療者側の指示や手順を理解して従うこと」という意味になる．

ホームホワイトニングでは，コンプライアンスが不十分であると，指示を守ってもらえず，自己判断によりホワイトニング剤の使用時間を大幅に延長したり，カスタムトレーを夜間装着したり，事前のブラッシングが不完全であったり，直後に着色飲食物を摂取することがあるようである．

術前のコンサルテーションにより患者に合わせた説明を十分に行い，ホワイトニング時の口腔内の状態，正しい使用法について，十分に理解してもらうことも大切である．

歯が変色する原因

有髄歯の変色原因を完全に特定することは困難である．有髄歯の変色原因は，加齢，経時的変化，そして多くはテトラサイクリン系抗菌薬やフッ化物とされる．無髄歯の変色は歯の傷害により発生する．

臨床的には，VITA　Classical シェードガイドで A3 以下の明度の場合，あるいは縞状や帯状の部分的な色の差がある場合を変色歯とすることが多い．

1．う蝕，充填物および嗜好品

う蝕による変色では，初期のう蝕は歯質を脱灰してチョーク様の白濁斑が生じ，進行すると褐色から黒色に変色する．清掃不良によって口腔内の環境が悪化すると，色素生成菌により緑色から黒色の変色をきたす．

金属充填物によって歯は，アマルガムで緑色 / 黒色になり，鉄合金や硝酸銀で黒色に変色する．コーヒー，お茶，煙草など嗜好品の大量摂取による変色では褐色や黄褐色を呈する場合もある．喫煙の場合には歯にはタールなどの沈着がみられる．

2．加齢

若年者の歯は，エナメル質の小柱構造が明瞭で，光が拡散しやすく透明度は高くない．光が当たると青味を帯びた灰白色，乳白色で輝くような白さを呈する．しかし加齢により，エナメル質では結晶が成長し均質化されて透明度が増し，光の拡散・散乱効果が低くなり象牙質の黄色が透過して明度が下がる．象牙質内では象牙細管の狭窄・石灰化亢進が認められる．このため加齢により全体的に黄色味を増し，見た目の不透明感が強くなり，表面には細かい亀裂や磨耗が観察される．

3．薬剤による変色

(1) フッ化物

フッ化物はヒドロキシアパタイトを耐酸性の強いフルオロアパタイトに代え，歯質を強化するとされる．しかしフッ化物の過剰摂取により特有の外観を呈する斑状歯（フッ素症歯）がフッ素の慢性中毒の一症状として発症することがあり，これは飲料水に 1ppm 以上のフッ素を含む特定の地域に集中発生する．

斑状歯では，エナメル質表面に不透明な白濁した点状，線状，橋状などの不定形で歯面の一部あるいは全部にわたる白墨状の変色が認められ，高度のものは歯の実質欠損を伴う．さらに飲食物などに由来する黒褐色，茶褐色，褐色などの二次的な着色を伴うこともある．

(2) テトラサイクリン系抗菌薬

テトラサイクリン（TC）系抗菌薬は，歯冠形成期に投与されると硬組織内に取り込まれ，TC－リン酸塩が形成される．これに紫外線（UV）を含む太陽光が当たると，TC－リン酸塩が光化学（光酸化）反応で色調が変化し，黄色から褐色，さ

表4　Feinmanによるテトラサイクリン変色歯の分類（1997）

分類	変色の程度，帯（バンディング）の有無
F1	淡い黄色，褐色，灰色で歯冠全体が一様に着色．縞模様なし
F2	F1より濃い．歯冠全体が一様に着色．縞模様なし
F3	濃い灰色．または青味がかった灰色．縞模様あり
F4	着色が強く，縞模様も顕著

らに黒色を呈するようになる．したがってTCによる変色は，光が当たり外部から見えやすい前歯部や小臼歯部の多数歯に左右対称に発現する．

TC系抗菌薬の種類，服用の時期と歯質形成のタイミングにより，歯冠全体あるいは帯状の変色（バンディング）を呈し，TC変色歯特有の外観になる．**表4**にFeinmanによるTC変色歯の分類を示す．

変色の程度は，TC系抗菌薬の服用時期，使用量，薬剤の種類によって大きく異なる．3歳くらいまでにTCの大量服用を繰り返すと，上顎前歯の切縁部，第一大臼歯に変色を起こすとされ，その発現率は80%以上とされる．

投与時期による発現部位の違いだけでなく，投与されたTC系抗菌薬の種類によっても変色の程度は異なる．クロールTC（オーレオマイシンなど）は，灰褐色の変色を起こし，オキシTC（テラマイシン）では変色は少ないとされる．その他のTC系抗生物質でも歯が黄変することがある．歯冠形成期のみならず，歯冠萌出後の17歳から19歳までの間，ミノサイクリンを長期連用し，すべての歯の歯質内部に灰色の着色が認められたという報告もある．これは形成後も歯髄腔内に添加される第二象牙質にTC系抗菌薬が取り込まれUV光が当たったため変色したものと考えられている．

4．歯の傷害

無髄変色歯は歯の傷害により発生する．

外傷による歯の脱臼などによる歯髄壊死，失活歯髄，根尖孔の血管断裂などによる傷害は，緑色，灰色，黒色の変色をもたらす．これらの変色は，歯髄組織の変性産物が，髄腔内から象牙細管内に侵入して生じると考えられている．歯髄内出血が完全に除去されず残留した場合には，徐々に黄変し褐色を呈するようになる．

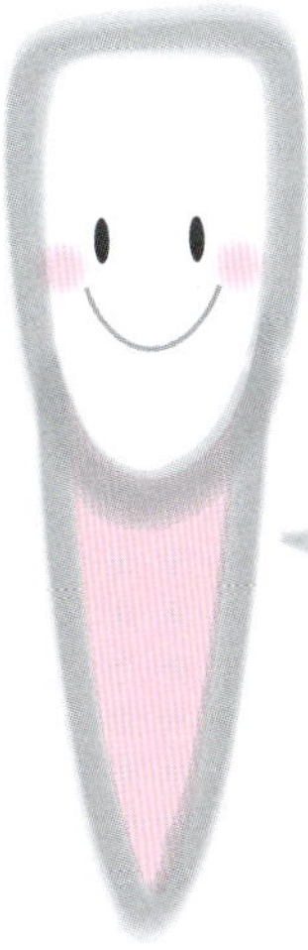

1 ホワイトニングとは？

6）ホワイトニングの副作用

東光照夫

歯および歯肉の知覚過敏

有髄歯のホワイトニング施術時およびホワイトニング後には，オフィスホワイトニングでもホームホワイトニングでも，多かれ少なかれ知覚過敏が生じる[14, 15]．

患者には，ホワイトニングには知覚過敏発生の可能性とその対応法があることを術前・術後に確実に伝える．知覚過敏の既往がある場合には，その原因を排除する．象牙質知覚過敏抑制薬や知覚過敏を抑制する歯磨剤を使用し，楔状欠損がある場合はコンポジットレジンなどによる修復を行う．オフィスホワイトニングでは，知覚過敏の発生が疑われる歯にはホワイトニングを行わない配慮も必要であろう．

1．知覚過敏の発生原因とメカニズム

象牙質知覚過敏の発生は，動水力学説で説明できる． 動水力学説とは，知覚過敏の発生を，熱，寒冷，通気による乾燥あるいは機械的圧迫のような刺激が象牙細管内の液体の動きに影響し，象牙芽細胞周囲の自由神経終末を刺激することによって生じるとするものである．

ホワイトニング時の知覚過敏の発生は，過酸化水素が分解して生じるヒドロキシラジカルが歯質内に浸透拡散し歯髄に刺激を与えることも原因の一つと考えられている．ラジカルが歯質内に拡散する経路は，エナメル質そのものの透過性，エナメル質内のエナメル葉やエナメル叢，亀裂，修復物との界面などが関与するとされている．

2．オフィスホワイトニングにおける知覚過敏と対応

日本で使用されているオフィスホワイトニング剤には過酸化水素が含有されるが，高濃度の過酸化水素を適用し，強度の高い光線を併用すると知覚過敏の発生頻度が上がるとされる．ホワイトニング直後あるいは数時間経ってから持続する知覚過敏が発生した場合でも，翌日まで疼痛が続くことは少ない．また，波長約 410nm の光源による皮膚や口唇のヒリヒリ感を訴えることもある．したがって過酸化水素の濃度のみならず歯の表面温度の上昇，歯肉・頬粘膜・口唇への熱の影響を十分に配慮することも必要である．

知覚過敏の発生が認められた場合には，程度により処置のスキップや処置間隔の

延長・延期，術後のフッ化物による仕上げ研磨，再石灰化を促進するCPP-ACP製剤，硝酸カリウム製剤などの適用を考慮する．

3．ホームホワイトニングにおける知覚過敏と対応

ホームホワイトニングでは通常，10％過酸化尿素ジェルを一日2時間作用させることを2週間継続し歯を漂白する．1/3～1/2程度の症例で「歯がスースーした」「しみた」などの訴えがあるが，処置時間の短縮および処置間隔の延長で対応できる程度で，全く知覚過敏がない場合もある．

カスタムトレーを長期間装着するために，トレーの適合性が悪いと薬剤の漏洩だけでなく，歯列や歯肉に力が加わり，歯および歯肉の痛みを訴える場合がある．歯列状態の確認と歯肉の管理が必要であるが，さらにカスタムトレーの精度，歯肉状態に適したマージン形態とレザボアのデザインが必要とされる．

知覚過敏が生じた場合には，カスタムトレーの装着時間を短縮したりホワイトニング間隔を延長する．CPP-ACP製剤または硝酸カリウム製剤をホワイトニング後のトレーに入れ，10～15分間装着する．知覚過敏抑制歯磨剤の使用も有効である．知覚過敏抑制作用や再石灰化促進作用を有する製品を用いる．

色調の後戻り（再着色）

歯の条件や変色程度，食生活，嗜好習慣やその後のメインテナンスにより異なるが，2～5年程度で再ホワイトニングをしたほうが審美性を維持できるとされる．短時間で歯を白くするオフィスホワイトニングよりも，数週間かけて行うホームホワイトニングのほうが，白さの持続期間は長いとされる．

後戻りが非常に早い例では，オフィスホワイトニング後1カ月程度で術直後の色差が半分程度にまで低下することもある．過剰な喫煙および有色飲食物を好み，ブラッシングも不十分な患者にみられる場合がある．

歯質への影響

ホワイトニング効果とは色調的には明度が上がり黄色味が下がることだが，歯面への作用はホワイトニング直後には歯面を保護するペリクルが除去され，耐酸性が低下し外来色素が吸着しやすい状態にあるためで，これを術者のみならず患者にも理解してもらい，直後の飲食・喫煙の制限を知ってもらう必要がある*．

*最近では，ホワイトニング直後に表面を保護するペリクルが存在しないことを逆に応用し，フッ素などの歯質に有効な成分を効率的に歯面に作用させることが，歯質の強化やう蝕予防に有効でないかともいわれています．

修復材料への影響；色・強度・耐久性・接着性

1．コンポジットレジン

充填されたコンポジットレジン修復物にはホワイトニング効果は及ばず，明度の上がった歯質と色調の不調和をきたすことがあり，必要に応じて色調が調和したコンポジットレジンを再充填する必要がある．その際もホワイトニング直後ではなく，色調が安定し接着性が回復する7～10日に行うようにする．

2．グラスアイオノマーセメント

グラスアイオノマー修復物の場合はホワイトニングにより色調が変化する．したがって，ホワイトニング処置後にグラスアイオノマーセメントをコンポジットレジン充填に置き換える場合もある．

3．アマルガム合金

アマルガム修復物ではその合金組成によっては腐蝕を生じ，充填物周囲の歯の色が緑色を呈することがある．また，ホワイトニングによって修復物からの遊離水銀などが増加するという問題も指摘されているので，処置前にコンポジットレジンなどに置き換える．

4．歯科用合金

金銀パラジウム合金は，ホームホワイトニング用の10％過酸化尿素には影響を受けず，メタルインレーやメタルクラウンにもほとんど影響しない．

しかし，修復物または根管内に挿入するポストが低品位の銅合金などの場合は，ホワイトニング剤の作用を受け，黒く変色する場合がある．修復物の場合には口腔内で再研磨することで解決できる．銅を含む合金のポストのある歯に，ポストを除去せずにウォーキングブリーチを適用したところ，歯質が緑みを帯びた黒色に変色した症例報告があり，これも低品位の合金の酸化が生じたためである．

5．ポーセレン

ポーセレン修復物あるいは陶材焼付鋳造冠のポーセレン部分には，ホワイトニング処置による色や表面性状への影響はない．

6．即時重合型レジン

即時重合型レジンを用いたテンポラリークラウンが装着された歯列にもホワイトニングを行うことがあるが，ホワイトニング剤によるMMAレジンへの影響はない．

7．歯質接着性

ホワイトニング直後にコンポジットレジン修復を行う場合には注意が必要である．レジンの接着性が低下していることで，十分な修復ができない．抜去歯による実験では，エナメル質も象牙質も漂白後には，接着力は1/10から半分程度まで低下する．しかし，漂白後の接着性低下は，7～10日程度の期間をあけると回復し，レジン充填やブラケットの接着操作には問題はなくなる．

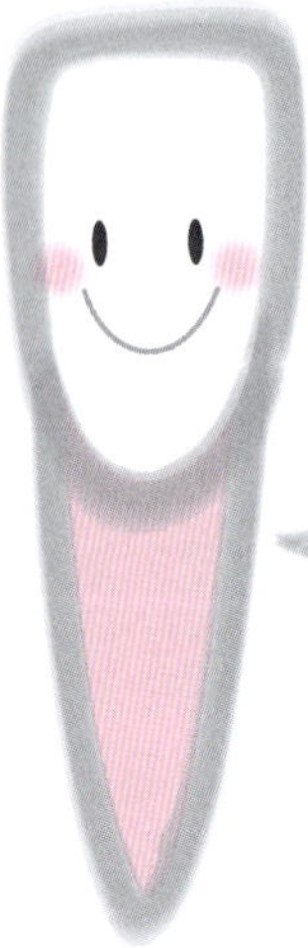

2 ホワイトニングの種類

大森かをる

生活歯へのホワイトニング

生活歯へのホワイトニングには，

① オフィスホワイトニング

② ホームホワイトニング

③ ①と②の２種類の方法を併用したデュアルホワイトニング

④ ホワイトニング終了後にホワイトニング効果維持のために行うタッチアップホワイトニング

がある[14, 16～18].

1．オフィスホワイトニング

オフィスホワイトニングは，歯科医院において歯科医師，または歯科医師の指示のもとで歯科衛生士が行うホワイトニングである．

(1) ホームホワイトニングと比較したときのオフィスホワイトニングの利点

・歯科医師・歯科衛生士の管理のもとで処置することができる．

・処置回数が少ない．

・処置期間が短い．

・部分的（１～２歯）なホワイトニングが可能である．

・知覚過敏症状が生じた際も迅速に対応できる．

・患者の不安や心配をその場で聞くことができる．

(2) オフィスホワイトニング剤

2022 年５月現在，厚生労働省の認可を受けて発売されているオフィスホワイトニング製品は，『松風ハイライト』（松風），『ピレーネ』（ニッシン／モリタ），『ティオンオフィス』（ジーシー），『オパールエッセンス BOOST』（ウルトラデントジャパン），および講習会受講者を対象に販売されている『ホワイトエッセンスホワイトニング プロ』（ホワイトエッセンス）の５製品である．通常販売されている４製品の特徴を表１に示す．

表1　4種類のオフィスホワイトニング剤の特徴（＊は Supplement「ホワイトニング用器材一覧」参照）

	松風ハイライト	ピレーネ	ティオンオフィス	オパールエッセンス BOOST
製　品	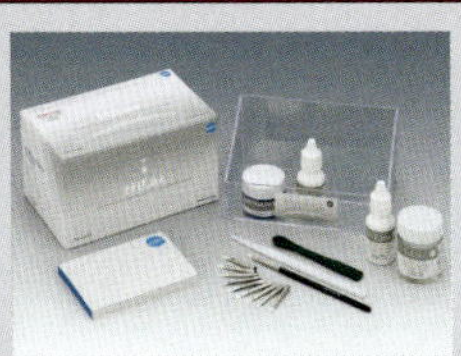	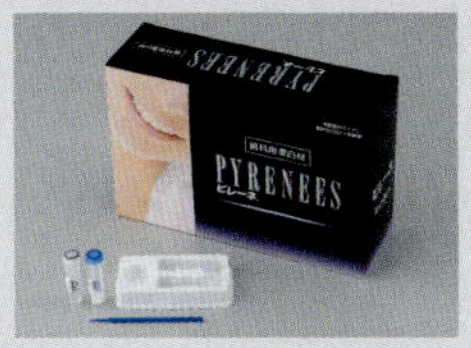	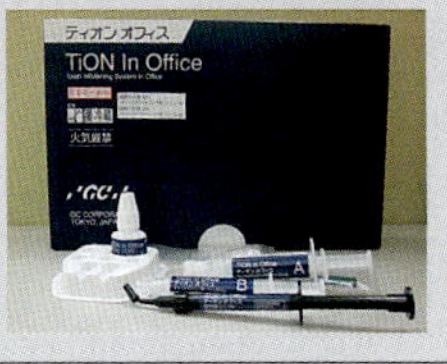	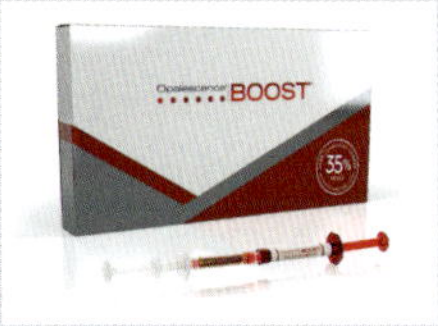
製造元	松風	ニッシン	ジーシー	ウルトラデントジャパン
主成分	液：35% 過酸化水素水 粉：基材, 増粘剤, 酸化剤, 促進剤, 指示剤	1：6% 未満過酸化水素, 安定剤, pH 調整剤, 促進剤, 精製水 2：二酸化チタン, 増粘剤, 精製水	A：35% 過酸化水素 B：30% 過酸化尿素 リアクター：窒素ドープ酸化チタン（V-CAT）	赤：35% 過酸化水素, グリセリン 透明：水酸化カリウム, 精製水
H_2O_2 濃度	約 35%	約 3.5%	約 23%	約 23%
pH	約 4.1	約 6.5	約 6.4	約 7.5
手　順 歯面清掃	プレサージュなどで歯面清掃	P クリーンポリッシングペーストなどで歯面清掃	直前はプレティオンペーストなどで歯面清掃	約 2 週間前に歯面清掃
↓ 歯肉・口唇の保護	ラバーダムまたは光重合型歯肉保護材	不要またはブルーワセリン	付属光重合型歯肉保護材 リップジェル フェイシャルシート リトラクター	付属光重合型歯肉保護材のみまたはラバーダムと併用 アイソブロック
↓ ペースト混和	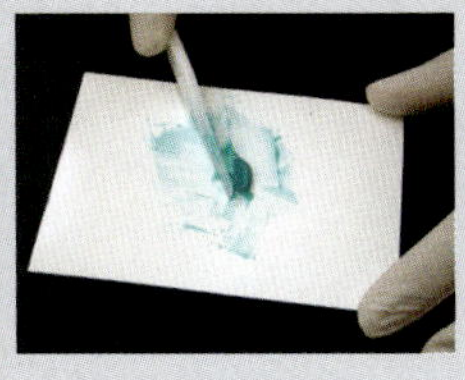 粉液を混和	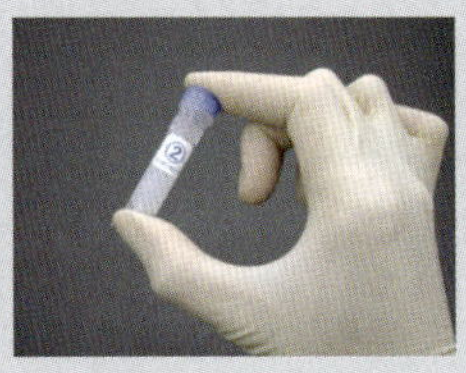 溶液 1 を溶液 2 に入れ混合	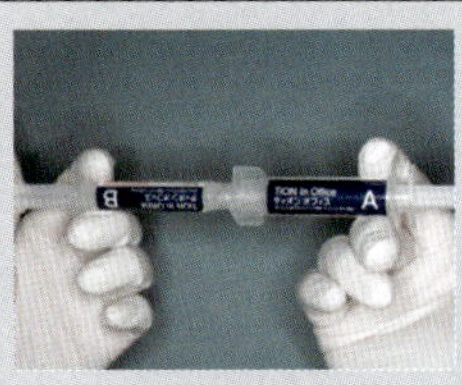 シリンジ A と B を連結して混和	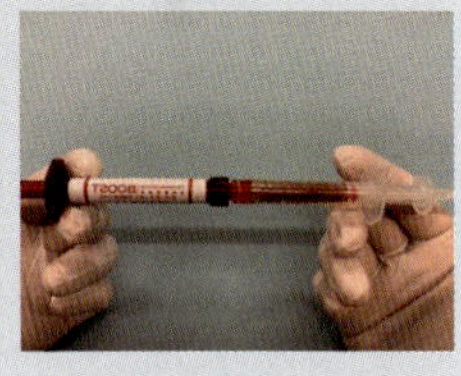 シリンジ赤と透明を連結して混和
↓ 光照射	ハロゲン, LED など照射器の規定なし. 未照射でも可能.	波長 380 ～ 420nm のハロゲン, LED 照射器. 多数歯型では, BRILLICA bianco を推奨.	ハロゲン, LED 照射器. 多数歯型では, COSMO BLUE で 12 分照射× 3 回を推奨.	波長 400 ～ 500nm, 光強度 600mW/cm^2 で 3 分 /1 歯照射後約 7 分間静置
処置時間	3 来院 1 ～ 1.5 時間	3 来院 1 ～ 1.5 時間	基本的に 1 来院 1 ～ 1.5 時間	1 ～ 2 来院 1 ～ 1.5 時間
終了後のケア	フッ化物配合ペーストで研磨			

表２　カスタムトレーを用いる４種類のホームホワイトニング剤の特徴

	NITE ホワイト・エクセル	松風ハイライト ホーム	オパールエッセンス 10%	ティオンホーム プラチナ
製品	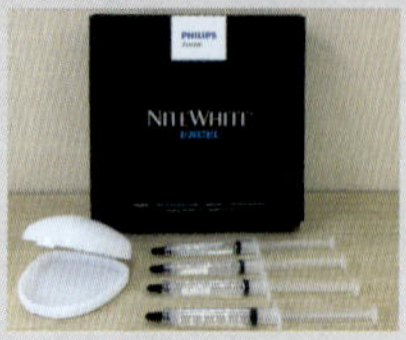	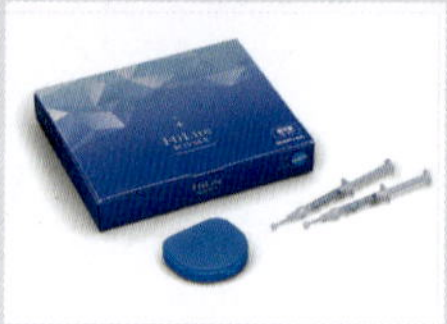	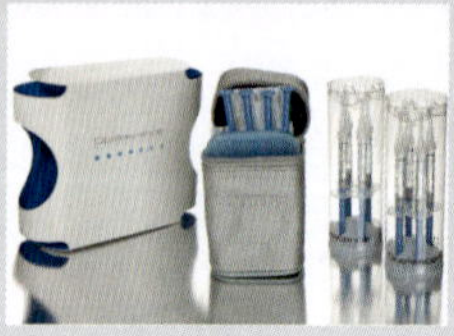	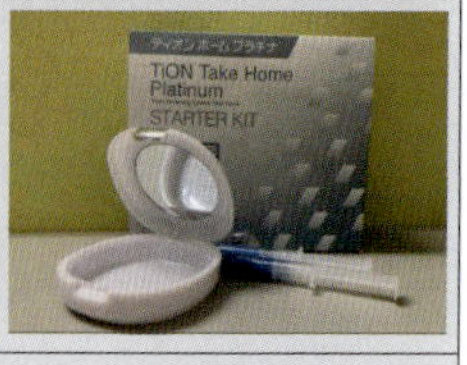
製造元	デンツプライシロナ	松風	ウルトラデントジャパン	ジーシー
主成分	10%過酸化尿素	10%過酸化尿素	10%過酸化尿素	10%過酸化尿素
フレーバーと色	ミント クリア	ミント クリア	無味/ミント クリア	ミント ホワイト
トレーシート	エチレン酢酸ビニル共重合体（EVA シート）	エチレン酢酸ビニル共重合体（EVA シート）	エチレン酢酸ビニル共重合体	スチレンイソプレンブロック共重合体
時間と期間	基本的には１日２時間，２週間	基本的には１日２時間，２週間	基本的には１日２時間，２週間	基本的には１日２時間，２週間
特徴	粘性が高いので広がりやすい	粘性が高いので広がりやすい	粘度が最も低いので流れ出にくい	白色のため均一に広がっているかを確認しやすい

2．ホームホワイトニング

ホームホワイトニングは，専用カスタムトレーとホワイトニング剤を用いて歯科医師および歯科衛生士の指導のもと，患者自身が診療室外で行うホワイトニングの方法である．

(1) オフィスホワイトニングと比較したときのホームホワイトニングの利点

・チェアタイムが短い．

・上下顎すべての歯のホワイトニングが可能である．

・専用光照射器などの必要がない．

・ホワイトニング開始時間を患者自身が決められる．

・光線過敏症の人でもホワイトニングが可能である．

(2) ホームホワイトニング剤

2022年５月現在，厚生労働省の認可を受けて発売されているホームホワイトニング製品は，『NITE ホワイト・エクセル』（デンツプライシロナ），『松風ハイライト ホーム』（松風），『オパールエッセンス 10%』（ウルトラデントジャパン），『ティオンホーム プラチナ』（ジーシー），『オパールエッセンス Go』（ウルトラデントジャパン）の５製品である．カスタムトレーを使用する４製品の特徴を表２に示す．

『オパールエッセンス Go』は，6%過酸化水素を主成分としたジェルが充填されたウルトラフィットトレーを装着するタイプの新しい製品で，装着時間は１日 90 分である．

3．デュアルホワイトニング

デュアルホワイトニングとは，２種類のホワイトニング方法を組み合わせて行うホワイトニングのことをいう．オフィスホワイトニングとホームホワイトニングを併用する方法が一般的であり，コンビネーションホワイトニングともいう．

(1) デュアルホワイトニングの利用法

・初回にオフィスホワイトニングを行ってエナメル質表層に存在する有機着色物質を除去し，その後，ホームホワイトニングを継続する．

・ホームホワイトニングで不十分だった部位をオフィスホワイトニングで補う．

(2) デュアルホワイトニングの利点

・ホワイトニング効果が単独よりも早い．

・歯科医院でもホワイトニングを行うことから，ホームホワイトニングのみよりも患者が安心する．

4．タッチアップホワイトニング

リコール時，ホワイトニング効果の維持を目的に，また，患者の要望により再度ホワイトニングを行うことをタッチアップ（追加ホワイトニング）という．

オフィスホワイトニング後のタッチアップは，オフィスホワイトニングを1，2回，またはホームホワイトニングを行うことが多い．ホームホワイトニングのタッチアップは，ホームホワイトニングを3～7日行うのが一般的である．

失活歯へのホワイトニング

1．ウォーキングブリーチ

失活歯の代表的なホワイトニング法であるウォーキングブリーチは，髄腔内に30～35％過酸化水素と過ホウ酸ナトリウムを混和したペーストを髄腔内に填塞して緊密に仮封する方法で，1963年にNutting and Poeにより報告された．この処置を約1週間に1回，変色の程度によって3回から10回歯科医院で繰り返すことにより歯の内部からホワイトニングする方法である．

通院期間中，ホワイトニング剤を髄腔内に仮封したまま歩いているうちに白くなることから“ウォーキングブリーチ（walking bleach）”と名付けられた．

(1) ウォーキングブリーチの利点

・内部からホワイトニング剤を作用させるので効果が高い．

・材料が安価である．

・操作が簡便である．

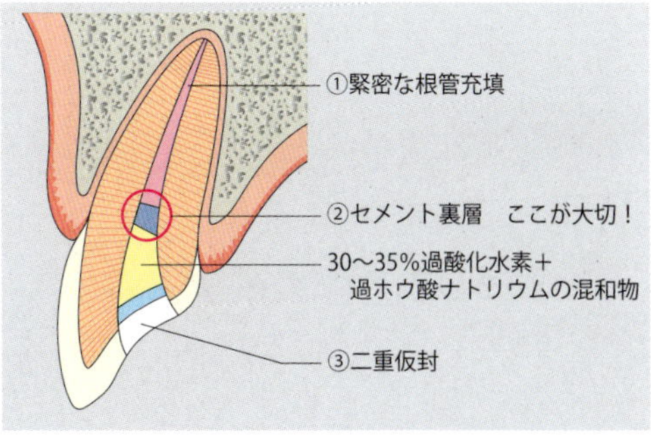

図1　ウォーキングブリーチのポイント
緊密な根管充填（①），歯頸部付近の歯根吸収を防ぐためセメントなどで裏層（②），二重仮封（③）．

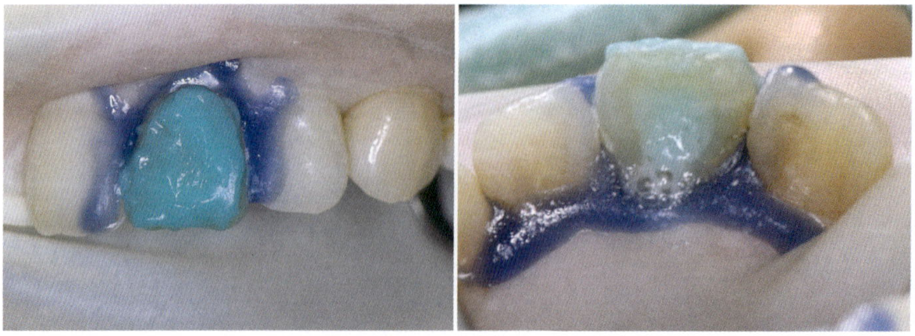

図２　ウォーキングブリーチ以外の失活歯のホワイトニング
失活歯の唇面と髄腔内にハイライトを作用させたオフィスホワイトニング例.

（2）臨床的注意点

・緊密な根管充填が行われているかどうかの確認のため，術前エックス線検査が必須である.
・歯根の外部吸収防止のためグラスアイオノマーまたはカルボキシレートセメントによる裏層を行う（**図１**）.

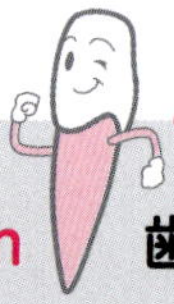

Column　歯を白くするためのその他の方法

歯を白くするための処置には，いわゆるホワイトニング（漂白）以外にも各種の方法があり〔Part1-1-2）の表１（４頁）参照〕，歯の状態やニーズに応じて選択する.

■ OTC 製品

海外のスーパーマーケットの歯磨き粉売り場に立ち寄ると，ホワイトニング効果を期待する製品がぎっしりと陳列されているのを見かける．これらを“OTC（Over-the-Counter）製品”といい，日本でもインターネットショッピングなどで手に入れることができる（❶）.

しかし，含有成分が不明である製品もあり，乱用によって象牙質知覚過敏症状が生じたケースもあるため，無闇に勧めるのは避けたほうがよい.

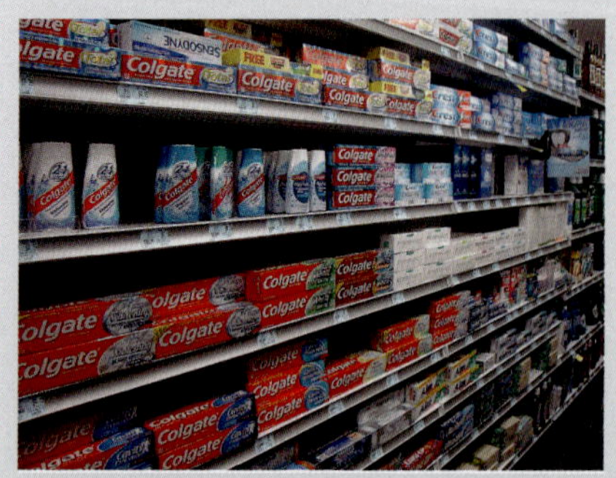

❶ OTC 製品．ニューヨークのあるスーパーマーケットの売り場

■歯のマニキュア ＆ 歯面コーティング材

歯のマニキュア・歯面コーティング材は，歯を削らずに，即日に歯の色調を改善することができる材料である．スケーラーや専用アプリケーターで，歯質を損傷することなく，取りたいときに除去できることも利点のひとつである．耐用期間は１～３カ月で，長期的に使用する材料ではない.

製品としては，クラレメディカルのデンタルコスメ「ホワイトコート」と，松風のティースメイクアップシステム「ビューティコート」が，歯科医院で行う歯面コーティング材として発売されている（❷）.

就職の面接や結婚式などの特別なイベントの前に，天然歯の色調を改善するほか，小臼歯部の金属修復物の金属色を遮蔽したり，変色が認められるコンポジットレジンやレジン前装冠の前装部の色を改善するために用いられることが多い．また，将来的な審美修復への動機付けの材料としても利

・術中の歯冠破折に注意する．
・原則的に歯科医師がすべての処置を行う．

2．その他の失活歯のホワイトニング法

ウォーキングブリーチ以外の方法として，失活歯に対してオフィスホワイトニング剤を髄腔内とエナメル質表面に塗布し光照射することによってホワイトニングを行う方法や（**図2**），生活歯と同様にホームホワイトニングを行う方法がある．また，失活歯を含む歯列を，まずはホームホワイトニング法でホワイトニングを行い，失活歯の色調改善が不十分な場合，オフィスホワイトニングやウォーキングブリーチを併用することもある．

（1）臨床的注意点

オフィスホワイトニング剤をウォーキングブリーチのように填塞，仮封して患者を帰宅させてはならない．内圧が過度に上昇し，仮封材の脱落や疼痛の原因となるからである．

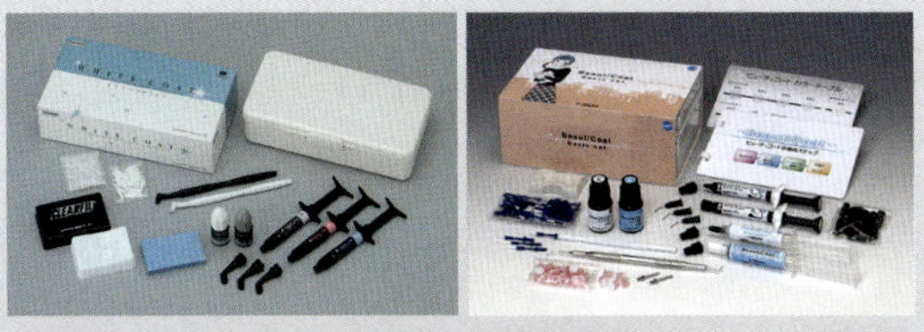

❷歯面コーティング材
左：ホワイトコート
右：ビューティコート

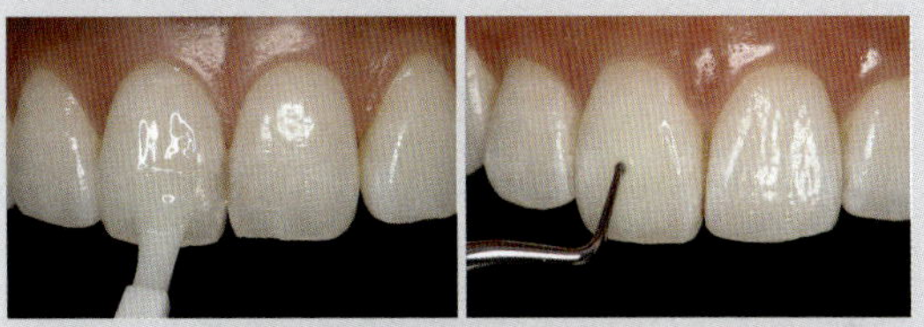

❸歯面コーティング材の塗布法
左：ホワイトコート／専用ブラシで二層塗り
右：ビューティコート／BC アプリケーターで均一に伸展

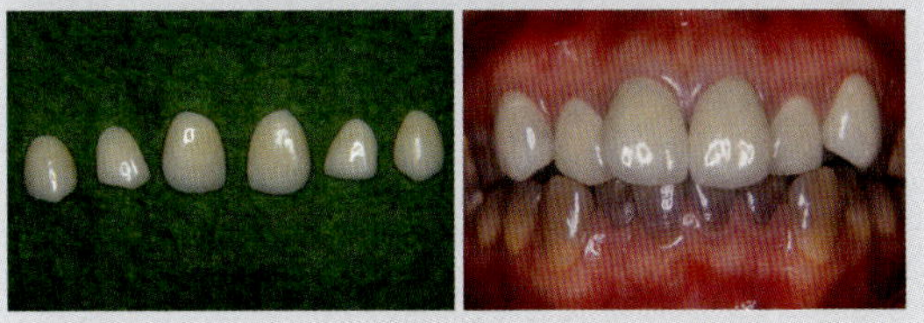

❹ラミネートベニア症例
重度のテトラサイクリン歯をポーセレンラミネートベニアで修復した．左はセット前のシェル．

用される．

ホワイトニングの適応でない若年者や小児にも使用可能である．咬合に関与する歯面は，破折がすぐに起こる可能性が高いので原則的には塗布しない．したがって，上顎の歯が適応となる．

2つの製品とも，未切削エナメル質に特異的な接着を促すプライマー，色調を改善するフロアブルレジン，表面滑沢材または研磨システムで構成されており，塗布には専用ブラシや器具が用いられる（❸）．

■ラミネートベニア修復

唇側または頬側のエナメル質をセラミックス（ポーセレン）またはコンポジットレジンで被覆する方法をいう．歯質の削除量はわずかで，ほとんどの場合形成面をエナメル質内に設定する．重度のテトラサイクリン変色歯や歯冠形態の改善も希望する場合は，ラミネートベニアを選択する（❹）．

歯髄を保存できる方法であるので，ホワイトニングの効果が十分に得られなかった患者のための次の選択肢ともなる．

（大森かをる）

3 ホワイトニングに必要な色の基礎知識

木暮ミカ

色の評価とは

色を感じるには「光（光源）」と「眼（色覚）」と「物（物体）」という３つの要素が必要で，さらに見るヒトの意識が働いて初めて物の色は正しくとらえることができる．

1．色覚の仕組み

光源からの光，あるいは物体からの反射光がヒトの眼に入り，網膜の視細胞に至ると，光は輝度と色に関する微小な電気信号に変換され，視神経を通って大脳視覚領に送られて“色”として知覚される．

視細胞には薄暗いところで明暗を感じ取る杆体（かんたい）と，明るいところで色を感じ取る錐体の２種類がある．錐体は感度に応じた大きさの信号を別の細胞に送り，演算された結果作り出された信号が大脳に送られて色として認識される（**図１**）．

2．物体色とは

(1) 物体色の見え方

物体に光が当たると，光は表面で反射するか，吸収されるか，その物体を透過するかの，いずれかの経路をたどる．白く見える物体は，太陽光が当たると可視光のほぼすべての波長域を反射するので白く見える．逆に，黒く見える物体は，ほぼすべての波長域を吸収するので黒く見えるのである．

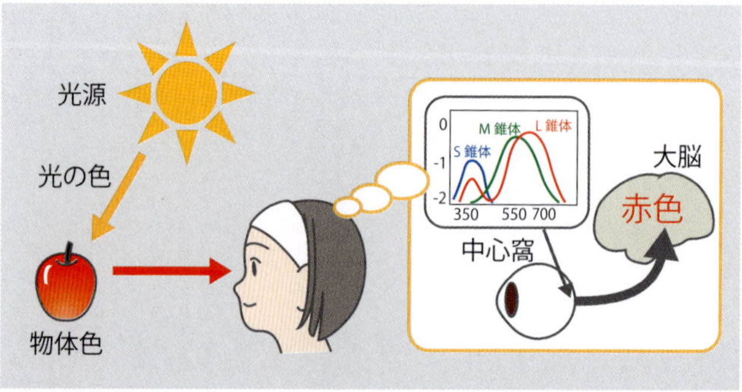

図１　色覚のしくみ

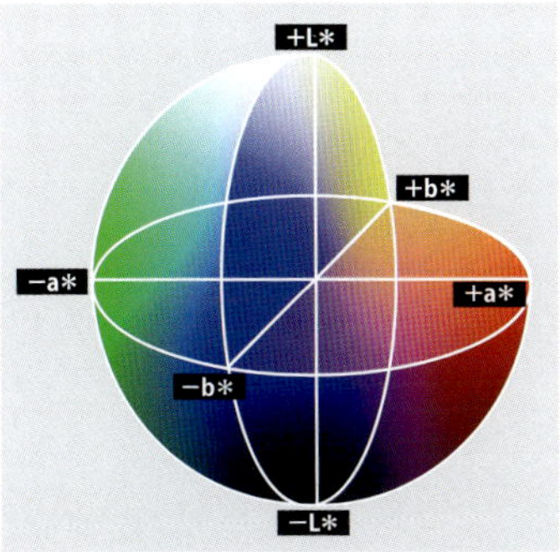

図2　CIEL*a*b* 色立体（色空間）
L* は明度，a*，b* は色の方向を示す（+a*：赤方向，－a*：緑方向，＋b*: 黄方向，－b**: 青方向）．

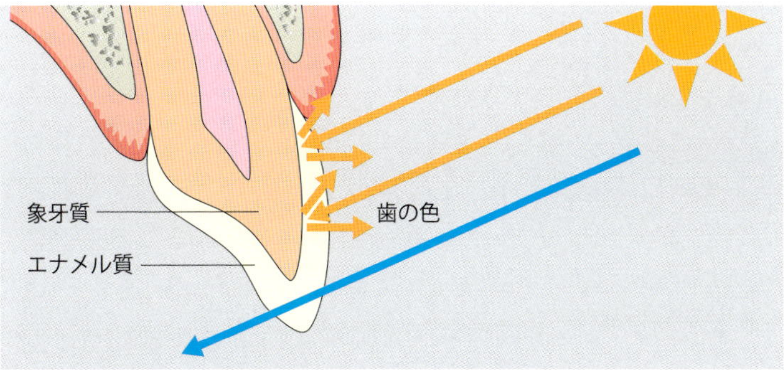

図3　歯の色の見え方
エナメル質を通過して象牙質で反射した光が歯の色となって見える．象牙質のない切端部では光がそのまま通過するため暗く見える．

また，反射と吸収の割合によって物体の色合いは変化する．長波長領域の光を多く反射する物体は赤く見え，短波長領域の光を多く反射する物体は青く見える．このように色の違いは波長の違いとして現れる．

(2) 色の三属性による物体色の定量化

自分が見ている色を正確に記録・伝達するためには，色を定量的に表す必要がある．物体色は一般的に，「色相（Hue）」「明度（Value）」「彩度（Chroma）」で表示される．「色相」は赤，黄，緑，青，紫といった色味の性質，「明度」は明るさ，「彩度」は鮮やかさのことで，これを「色の三属性」という．

色の三属性の相互関係は色立体として三次元的に表すことができ，1976 年に国際照明委員会（CIE）はこの色立体における座標を色差用の表色系システム「CIEL*a*b*」として規格化した．CIEL*a*b* では，明度を L*，色相と彩度を示す色度を a*，b* で表わす．a*，b* は，色の方向を示しており，a* は赤方向，－a** は緑方向，そして b* は黄方向，－b* は青方向を示している（**図 2**）．

歯の色とは

ヒトの歯は，エナメル質と象牙質という構造の異なる2つの硬組織が積層構造をなしている半透明の物体で，エナメル質は無彩色で透過性が高く，象牙質は黄色味があり光を拡散反射するという光学的特徴を有している．つまり歯の色とは，エナメル質を通過して象牙質で反射された光によるものといえる．なお，歯の切縁部が暗いのは，象牙質の裏打ちがないため光がそのまま抜けてしまうからである（**図 3**）．

一般的に，明度は中切歯，側切歯，犬歯の順で低くなり，彩度は中切歯と側切歯は同程度で犬歯が高くなるが，色相は同一歯内ではほぼ等しく，加齢に伴い明度は下がり彩度は上昇する．なお，ホワイトニング後の歯の色彩は，一般的に L* 値（明るさ）が上昇し，b* 値（黄色味）が低下することがわかっている．歯の色彩を評価する際には，これらの特徴も参考にして総合的に判断する必要がある．

Column　ホワイトニングにおけるパーソナルカラーコーディネート

ホワイトニングのゴールを決めるときに気をつけたいのが，患者の本来もっている色素と歯冠色との調和である．

歯の色の感じ方は口の周囲の色によって相対的に変わるので，肌の色や口唇色なども考慮したうえで，「その人に本当に似合う美しい白」を提案する必要がある．

（木暮ミカ）

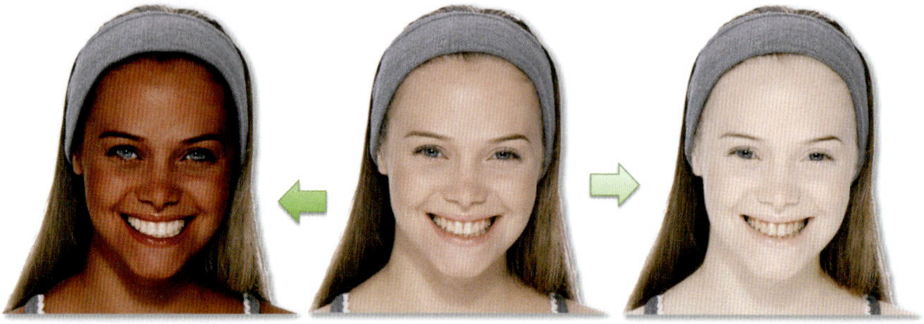

❶ 歯冠色は変えずに肌の色のみ明度を変化させた（左－30%←中 0%→右＋30%）

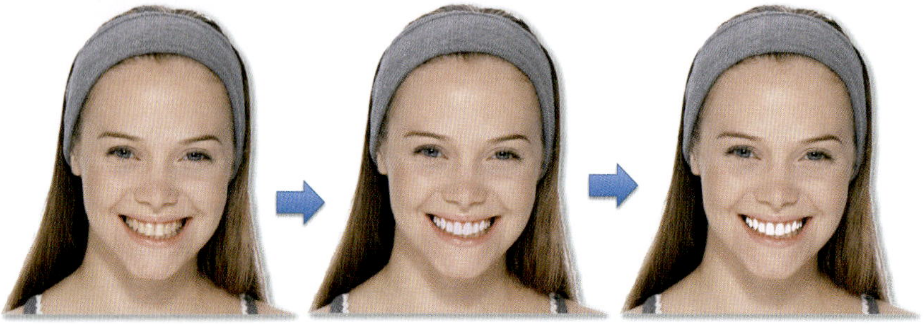

❷ 肌の色は変えずに歯冠色のみ明度を変化させた（左 0%→中＋50%→右＋100%）

Column　ホワイトニングは一生続けなくてはならない？

女性・男性とも多くの人が，美容室・理容室を訪れ，伸びた髪の毛を切ったり，パーマをかける，または流行の色に染めるといった，いわば髪の毛のメインテナンスを定期的に行っている．しかし彼らはこれを「面倒くさい」「もう行かなくてもいいや」とは思わないし，審美的な側面からも美しさを維持するために，これからもおおよそ一生続けることだろう．

ホワイトニングも歯のメインテナンスケアの一つである．歯科医院での施術・指導によるホワイトニングを一生続けることは，美しい歯をキープするためだけでなく，病気を早期に発見するためのことでもあるととらえるとよい．

（北原信也）

Part 2

ホワイトニングの実習・基本臨床術式

Basic Practice and Procedures of Clinical Tooth Whitening

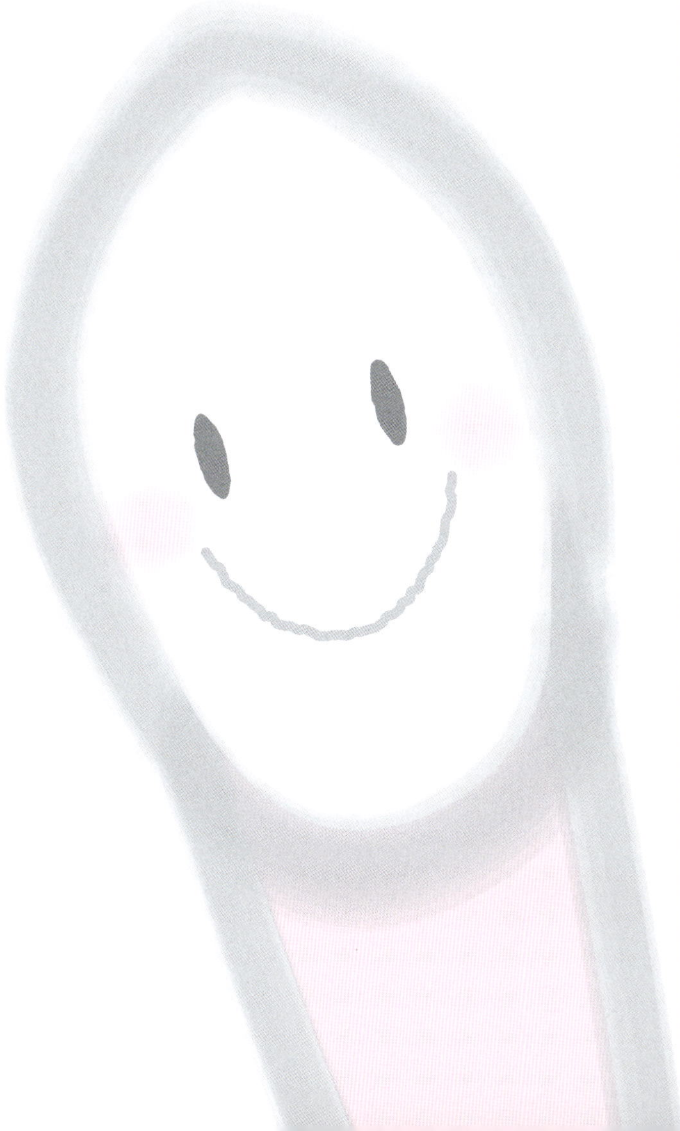

1 ホワイトニングにおける色彩変化の記録

木暮ミカ

ホワイトニングにおいては，術前・術後の経時的な色の変化を正確に記録することが不可欠である．

色を定量的に管理するためには，客観的に色を表示･記録することが必要になる．実際のホワイトニング効果を評価する際に問題になるのは微妙な色の違いである．そのため，ホワイトニングの効果を評価する際には，囲まれた色が影響を受けて周囲の色に近づいて見える“同化現象”や，白や灰色などの無彩色が周囲の色の心理補色の影響を受け，色みを帯びたように見える“色陰現象”など，歯冠色に影響を与える要因をできるだけ排除し，①光源，②光の透過性，③歯肉や口唇などの，歯の周囲色の映り込み，④歯面の湿潤状態，⑤観察者（測定器）の条件を常に一定にしなければ正しい評価は得られない．

口腔内規格写真撮影

カメラの設定や診療室の光環境が毎回異なると正しい色の記録が行えないので，毎回同じカメラ，ポジション，アングル，光源により規格性をもって撮影することが重要である（**図 1**）．

1．カメラの選定

近年ではデジタルカメラでの記録が一般的だが，微妙な色の違いを記録し，経過観察用資料としての精度を高めるためには，コンパクトカメラではなく，一眼レフのカメラとリングライトの組み合わせが望ましい．

一眼レフのカメラとコンパクトカメラの最大の違いは撮影素子（CCD や CMOS）の大きさである．正確な色は受光量の多さがポイントなので，画素数がいくら多く

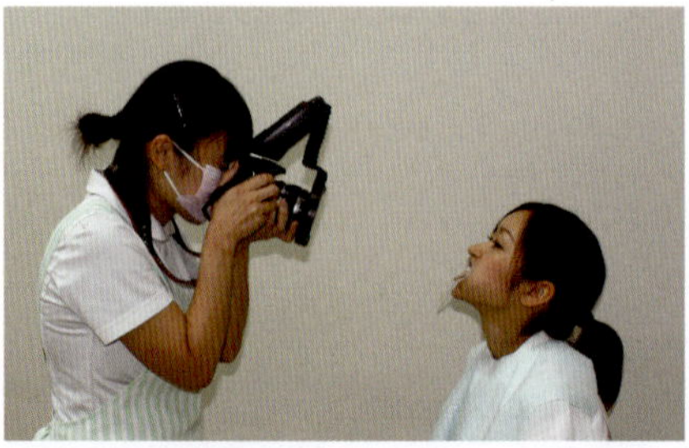

図 1　口腔内撮影時のポジション
毎回同じカメラ，ポジション，アングル，光源で，規格性のある撮影を行う．歯の色を適正に撮影するために，アングルワイダーで口唇を排除したり，コントラスター（後述）で口腔内の色を排除するとよい．

ても撮影素子面積が小さいコンパクトカメラは画質が落ちるので推奨できない.

2．ホワイトバランスの設定

ホワイトニングの規格写真として，ホワイトバランスをマニュアルでしっかりと設定することは必要不可欠である．ホワイトバランスとは，カメラに基準となる正しい白色を覚え込ませる作業である．この設定に使用するのはセラミック製の95%標準白色板が望ましいのだが，安価な反射率18%グレーカードで十分である．ただし光源の当たり方や撮影アングルで微妙に反射率が変わるうえ，露出を適正に調整しなければハレーションを起こしてしまうので注意が必要である（**図2**）.

なおホワイトバランスは，撮影場所などが変わらなければ，毎回設定する必要はない.

3．撮影条件

デジタルカメラの基本的な設定は，以下を参考に適宜行う.

① ISO感度……100～200

② シャッタースピード……1/125秒

③ F値（絞り）……顔貌撮影時はF5～8，歯列撮影時はF20～25

④ 露出……歯面がハレーションを起こさないように，ストロボの発光量と絞り値で調整する.

※手ブレに注意すること.

4．撮影アングル

補綴装置の記録ではないので，上下前歯唇側面観（**図3**）およびスマイルライン

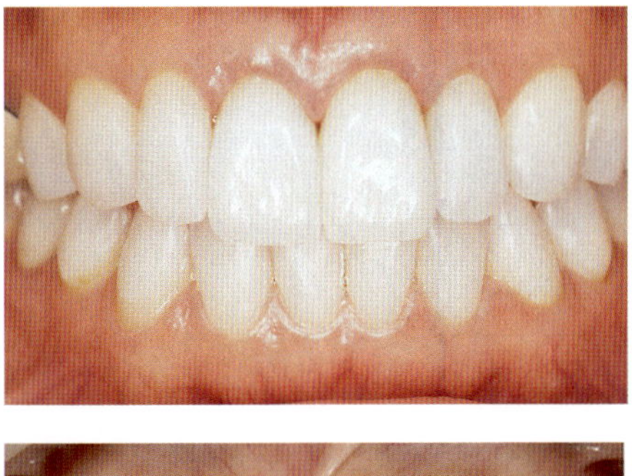

図2　撮影環境が不適当でハレーションを起こした口腔内写真の例

撮影の際には，カメラの設定および撮影場所の光環境に注意が必要である.

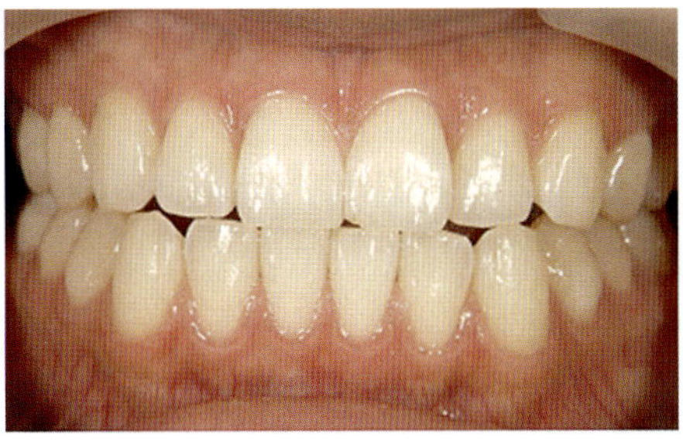

A：術前の写真

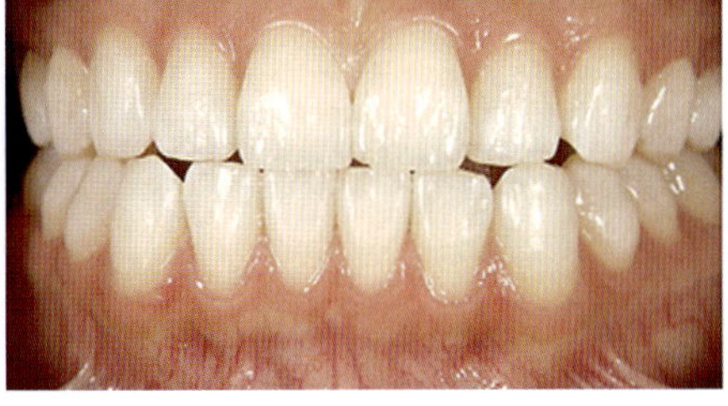

B：術後の写真

図3　口腔内写真によるホワイトニングの術前・術後の色彩の記録

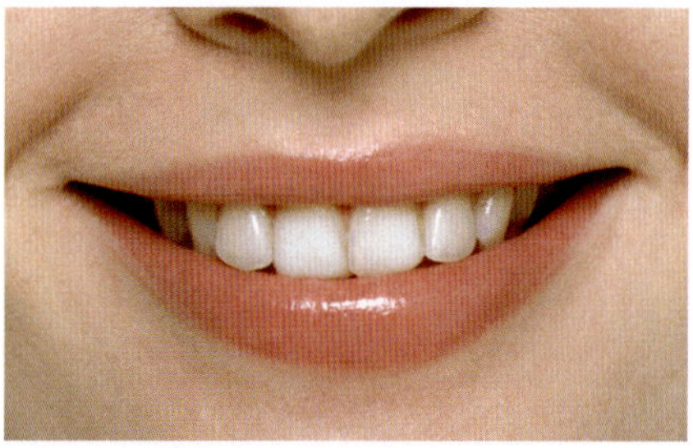

図 4　スマイルラインの撮影

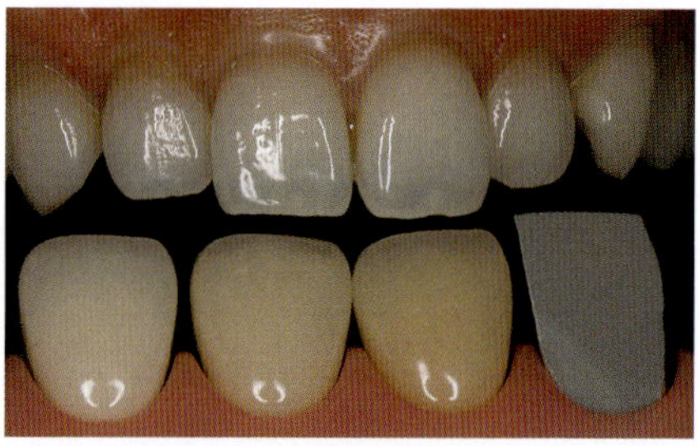

図 5　上顎前歯唇側面観の撮影
シェードタブとグレーカードを写し込んで撮影したもの.

図 6　下顎前歯の色の確認

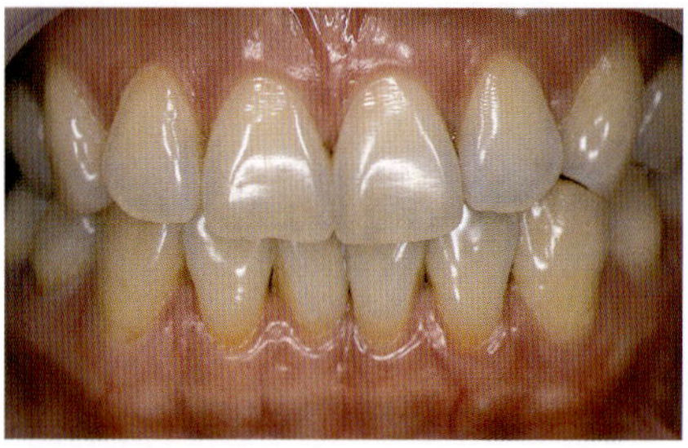

A：安静位の咬合時には下顎前歯の色がわかりにくい.

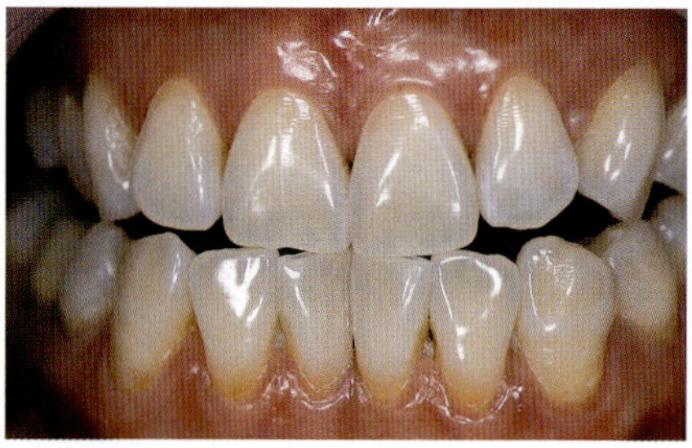

B：切端で咬合してもらうと下顎の歯の色がよく見えるようになる.

（**図 4**）の 2 枚が基本となるが，シェードの経過記録として正確を期すならば，基本色のシェードガイドタブとグレーカードを撮影時に一緒に写しこんだものも，あわせて記録しておくとよい（**図 5**）.

なお，前歯唇側面観撮影時は，上下の歯が重ならないように切端咬合させて撮影すると色を確認しやすい（**図 6**）.

シェードガイドによる視感比色

視感比色法とは，基準となるシェードガイド（**図 7**）と測色部位を用いて，ヒトの眼によりその色差を判断する方法である.

視感比色法による色彩記録は以下の手順で行う.

①照明光源には標準の光 D_{65} かこれに準ずる高演色性の蛍光灯を用い，照度は 1,000 ～ 2,000lux 程度とする（自然光は時間によって変化する不安定なものなので避ける）．患者の着用している服や自身の診療衣からの色の反射にも注意する.

②アングルワイダーで口唇を排除する（コントラスター*で口腔内色を排除すると精度が上がる）.

③シェードガイドタブの切縁を測色部の歯の切縁にあてて上下に配列する.

④観察距離は 30cm とし，光が 45° の角度で当たるようにして観察する（**図 8**）.

⑤明度→彩度→色相の順に絞り込んでいく.

***コントラスター**
口腔内写真撮影の際，被写体である歯列の背景として使用するアルミニウム製の黒いプレートです．黒バックとすることで，被写体の形態と色調が鮮明に写ります.

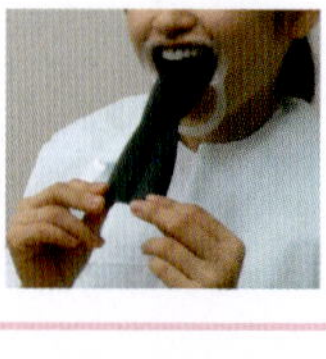

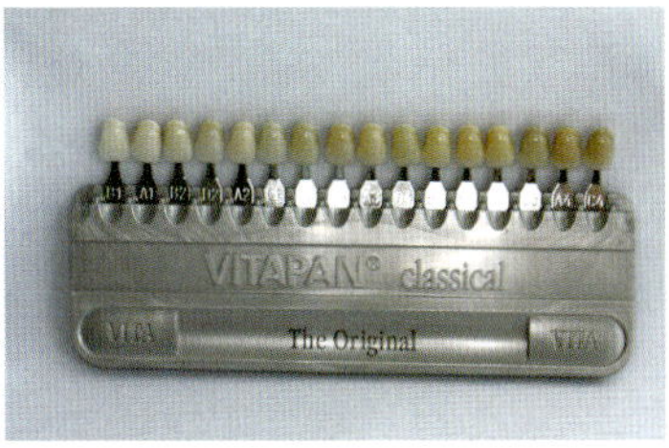

A：VITAPAN classical（VITA）を明度順（B1-A1-B2-D2-A2-C1-C2-D4-A3-D3-B3-A3.5-B4-C3-A4-C4）に並べ替えたもの．

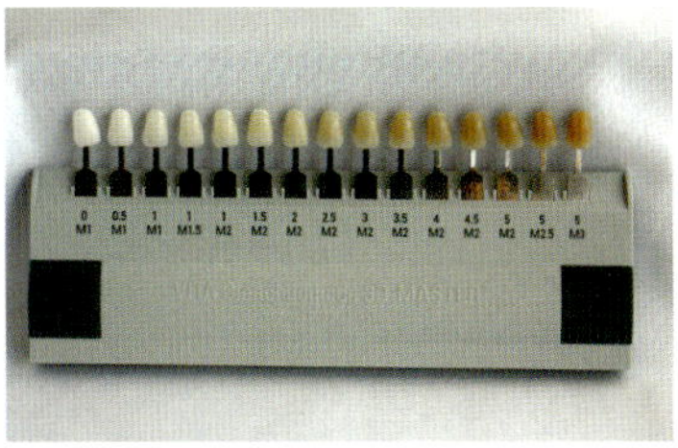

B：VITA Bleachedguide 3D-Master（VITA）．色相を固定し，明度と彩度のパラメータのみ変化させたもの．

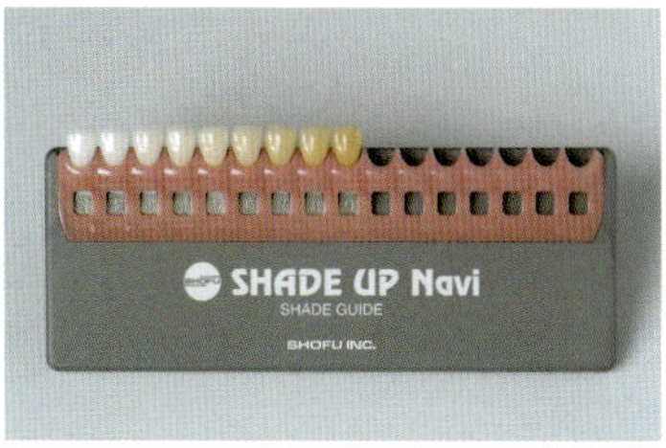

C：シェードアップナビシステムのホワイトニング用シェードガイド（松風）．ホワイトニングのみに必要な色の「明度」と「濃さ」に基づいて9ランクのシェードとしたもの．

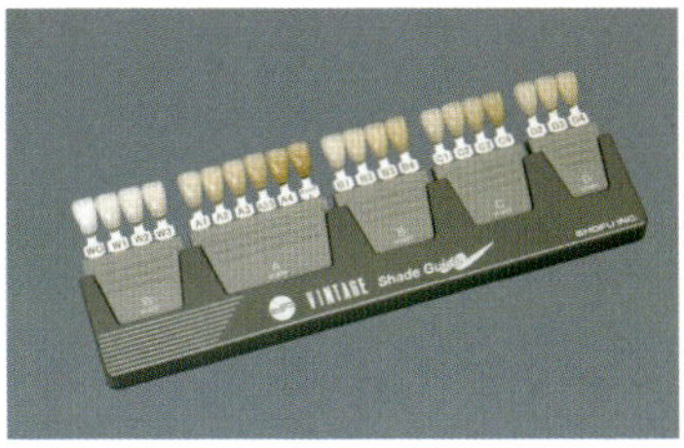

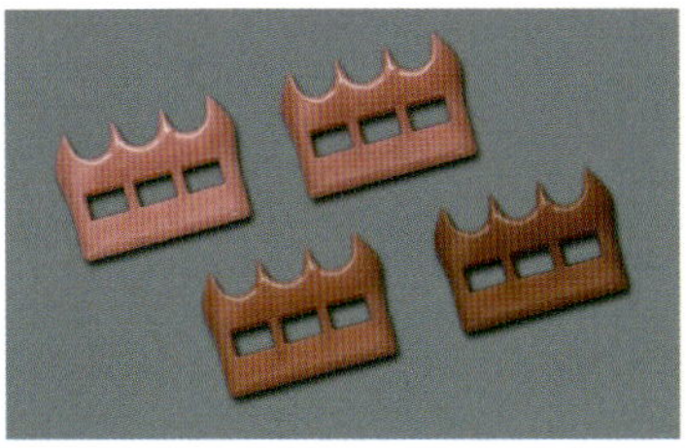

D，E：ヴィンテージシェードガイド（松風）．歯冠形態や表面性状だけでなく，シェードナンバー表示が工夫されているため写真撮影に適している．さらにホワイトニングシェードや歯肉の色調を判断するヴィンテージガミーもラインナップに加えられている．

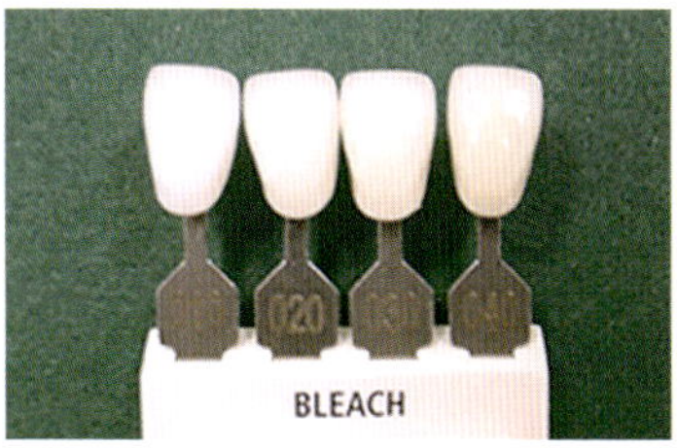

F：Chromascop Bleach（Ivoclar Vivadent）．通常のシェードガイドではカバーしきれない高明度領域を補うためのホワイトニング用シェードガイド．

図7　視感比色法に用いるシェードガイド

図8　シェードガイドによる視感比色法
（本人の了解を得て掲載）

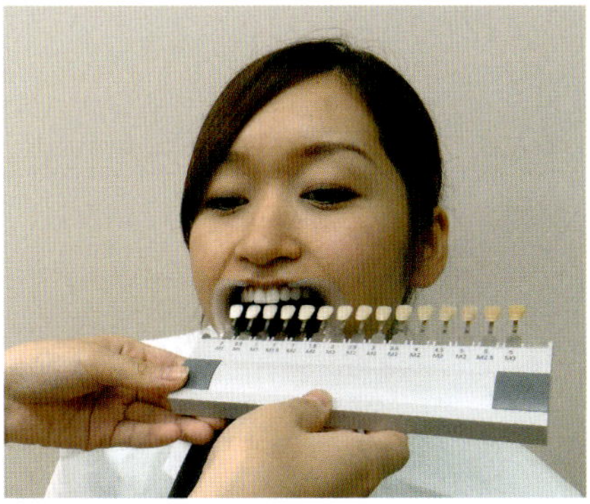

A：明度順にタブが並んだシェードガイドを歯に当てて明度と彩度を選択する．

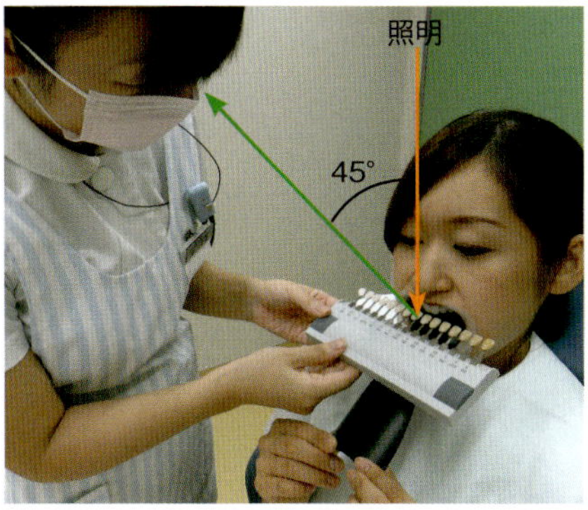

B：観察距離は30cmとし，光が45°の角度で当たるようにして観察する．

⑥計測時間は10秒以内にする．

測色に時間をかけすぎると色の弁別能が低下してしまうので，長時間見続けてしまった際には，毛様体筋と視細胞を一旦リセットする必要がある．リセットの方法としては，なるべく遠目で無彩色（灰色のポスターなど）を10秒ほどリラックスした状態で見るなどがある．

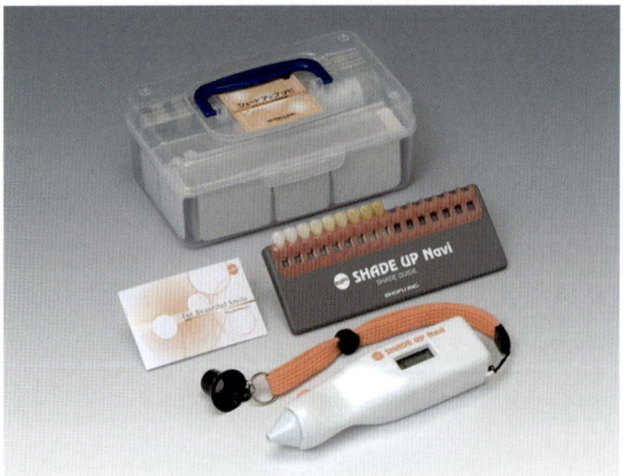

図 9　測色計システムの一例（シェードアップナビ．松風）
このほか，デジタル画像を応用した測色計もある．

測色計による物理測色

測色計（**図 9**）による色の測色方法は「刺激値直読法」と「分光測色法」の２つに大別される．前者はヒトの目に対応する分光感度とほぼ同一の感度をもつ３つのセンサで試料を測定し，直接「三刺激値」とよばれる３つの値を測定する方法である．一方，後者は複数のセンサで試料から反射された光を分光し，各波長の反射率を測定して，そのデータをもとに L*a*b* などの各種表色系に数値を変換する方法をいう．

一見すると，ヒトの眼による測色よりも器械による測色のほうが客観的で正確なように思えるが，歯は光学的にとても複雑な層構造をしているうえ曲面であるため，測色計で正確に歯の色を測定・管理することは非常に難しい．

そのうえ，ヒトの目にはある色を基準にしたとき，色が異なるにもかかわらずその色の違いを識別できない「色識別域」という範囲が存在し，これが測色計による測定数値に基づく色差判定結果とヒトの目による評価との違いとなって表れる．これは，色はもともとヒトの心理過程によって生じる感覚であることと，色差を定量化するための CIEL*a*b* 色差式自体が試行の段階であるため，物理的な定義や数値が自分の感じている知覚内容（色）と必ずしも一致しないことに起因する．

したがって，物理測色計で得られた数値だけでホワイトニング効果の評価を管理せず，視感比色法と併用することが望ましい．

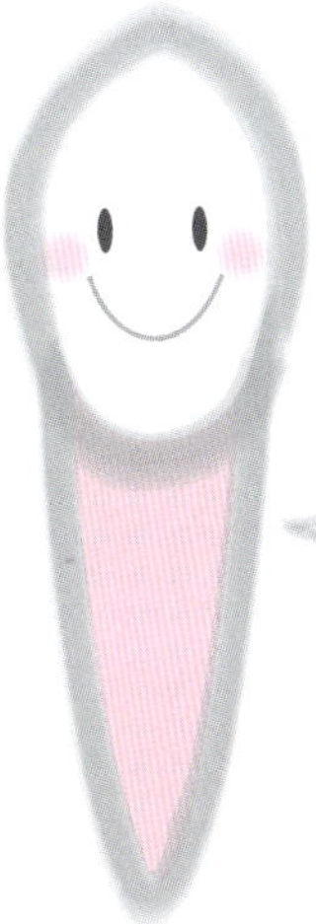

2 オフィスホワイトニングの臨床術式

松尾幸一

カウンセリング

ホワイトニングを行うにあたり，術者は患者からの「なぜ変色・着色をするのか」「ホワイトニングは痛くないのか」「ホワイトニング剤で歯を溶かすのか」などの質問に対して必ず適切に説明できるように，ホワイトニングの原理を十分に理解している必要がある．また，術前の注意事項，術後に対しての注意事項をしっかり説明することで，患者に不安を与えず，安心して施術を受けてもらうことが重要である．

ホワイトニングは歯面を脱灰するわけではないこと，知覚過敏が起こっても一時的なものであることなどは，術者自身が十分に理解したうえで，術前に患者にしっかり説明することが必要である．特に痛みに対しての説明が不十分であると大きなクレームとなりうるので，十分な説明を行うとともに，鎮痛薬を服用してもらう．

ホワイトニング前の確認・準備

1．検査・診断時の確認点

術者は患者の歯と顔のバランス，歯の見え方，歯の色調を観察する．術前の歯の色調については，シェードガイドを用いて，必ず患者とともに相互確認しておく必要がある（患者に術前の色を客観的に認識してもらう）．また，このとき同時に術者側も，術前の上下顎口腔内写真を撮影しておく（**図1～3**）．

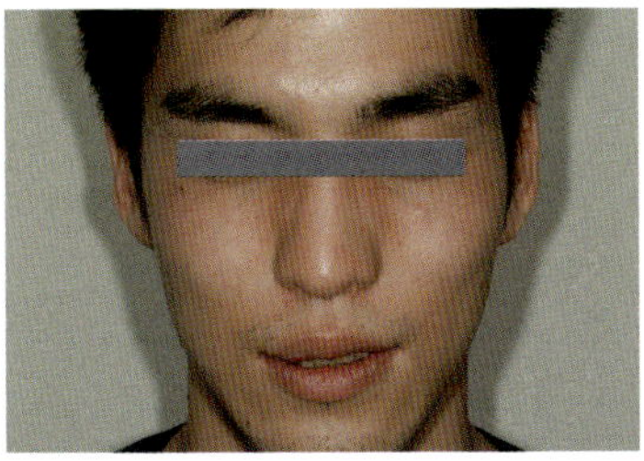

図1　術前の顔貌

歯の見え方，顔とのバランスが見たいのだが，笑顔がつくれないほど歯に自信がないように見える．そのため内気なようにも見える．

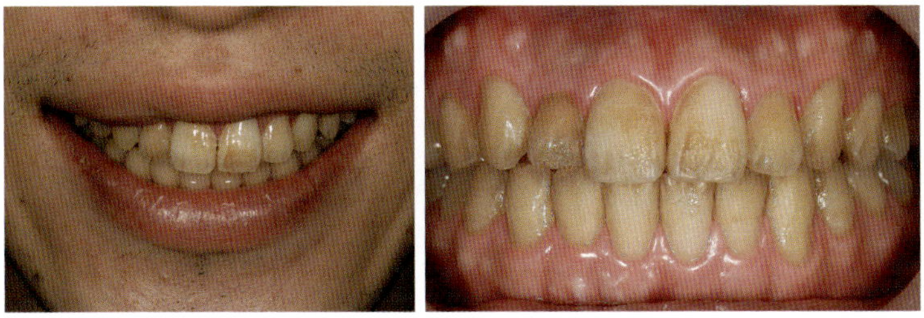

A：口角を上げてもらうと，前歯の黄ばみがめだつ状態である．

B：上下顎とも歯表面の着色だけでなく，内部に着色物質が浸透しているように見える．

図2　術前の口腔内

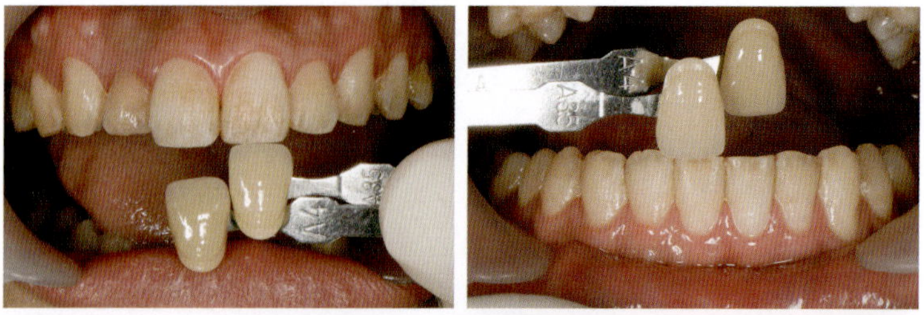

図3　術前のシェード確認および口腔内写真撮影

シェードは必ず患者にも確認してもらう必要がある．

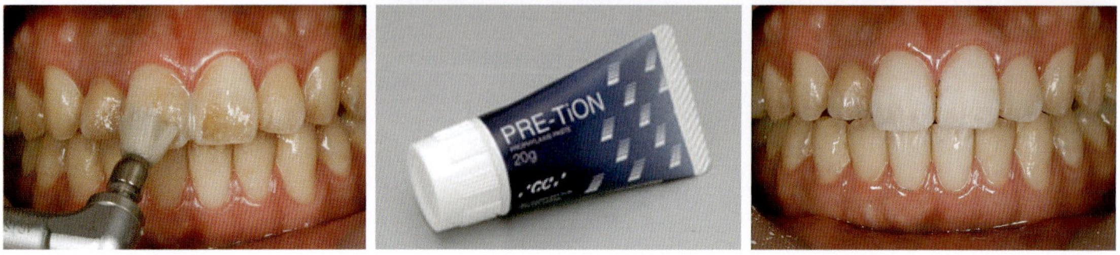

図4　術前の歯面清掃

歯面研磨ペーストを用いて歯表面の着色を取り除くことで，ホワイトニング剤が歯内に浸透しやすくなるとともに，どの歯の色が濃いかがわかりやすくなる．

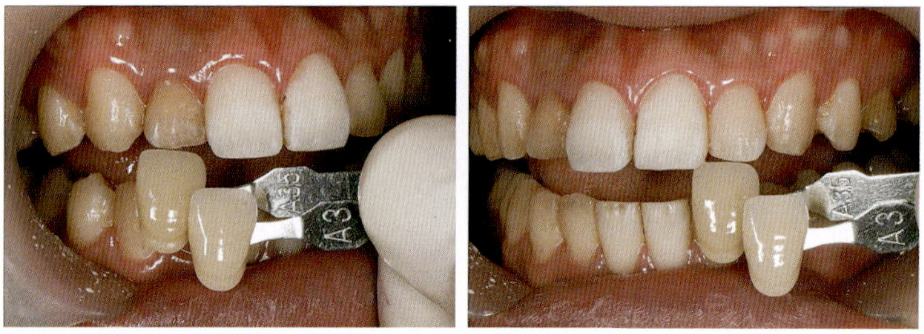

図5　ホワイトニングの計画

本症例では2|は失活歯であるため，ホワイトニングを他の歯よりも余分に行わなければならなくなる可能性も予想される．表面からのホワイトニングで効果が出なければ，内部でのホワイトニング（ウォーキングブリーチ）を行うことも多い．

|2は生活歯だが，中切歯よりもかなり色が濃いことがわかる．

2．術前の歯面清掃

術前に歯面研磨ペーストを用いて歯面清掃を行う．これにより歯の表面の汚れが除去され，ホワイトニング剤が浸透しやすくなる．

また，歯の表面の着色も除去されることで，歯の本来の色が把握でき，どの歯に対してどの程度のホワイトニングを行うべきか（色の濃い歯に対しては，他より少し長くホワイトニングを行うなど）の計画が立てやすくなる（**図4，5**）．

3．ホワイトニング直前の準備

ホワイトニング施術中は乾燥により口唇の痛みを伴うこともあるので，上下顎の口唇に十分にリップジェルを塗布し，リトラクターをセットする．施術中にホワイトニング剤が口唇に付着しないように，リトラクターの内側（上下左右）にコットンロールをしっかり挿入する（**図6～8**）．

ホワイトニングの実施

1．歯肉保護処置

ホワイトニング剤が歯周ポケットや歯肉に付着するのを防ぐために，歯頸部を十

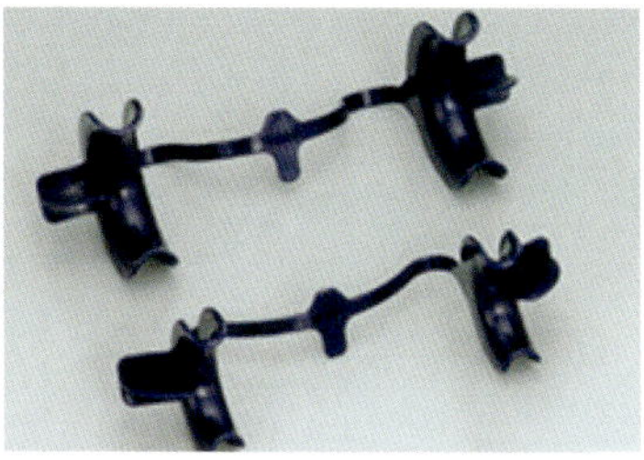

図6　ホワイトニング時に使用するリトラクター（各サイズあり）

舌が前方に出て薬剤に触れないよう，中央で舌を押さえるようにしてある．

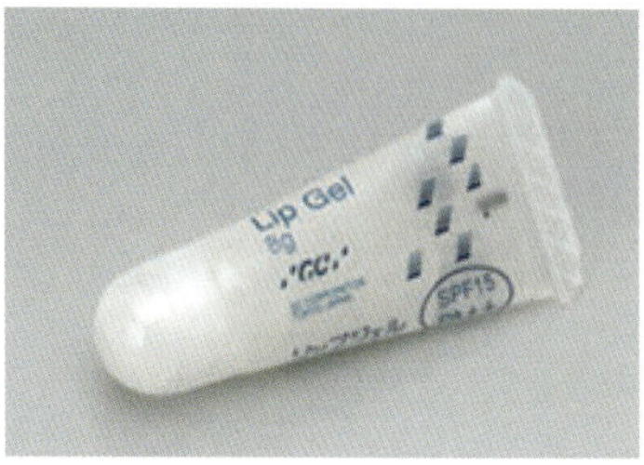

図7　リップジェル

上下顎口唇にしっかり塗る．

図8　リトラクターの内側へのコットンロール挿入

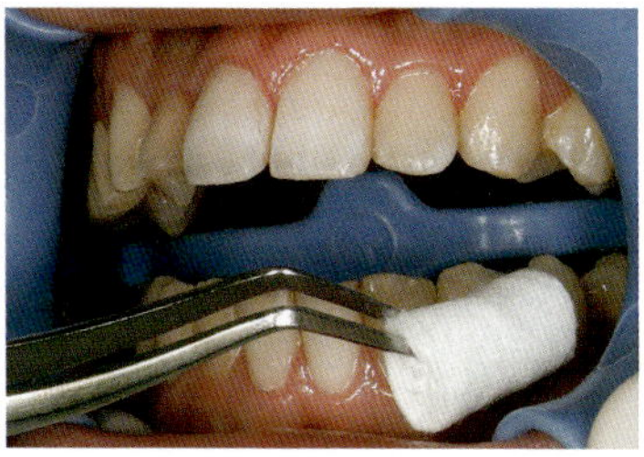

A：コットンロールのサイズは口腔内の広さで判断する．

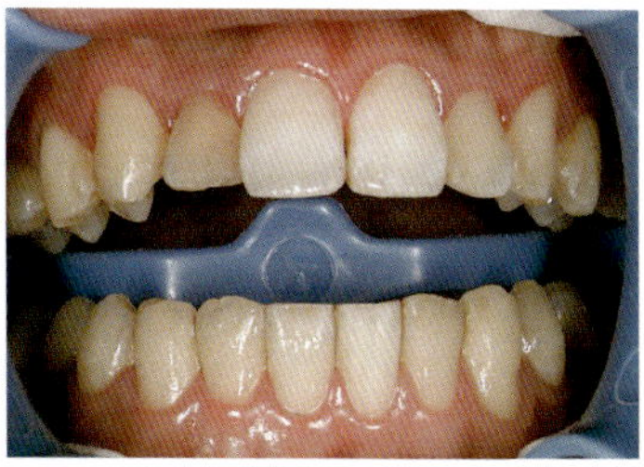

B：リトラクターの上下左右の内側にコットンロールが入った状態．

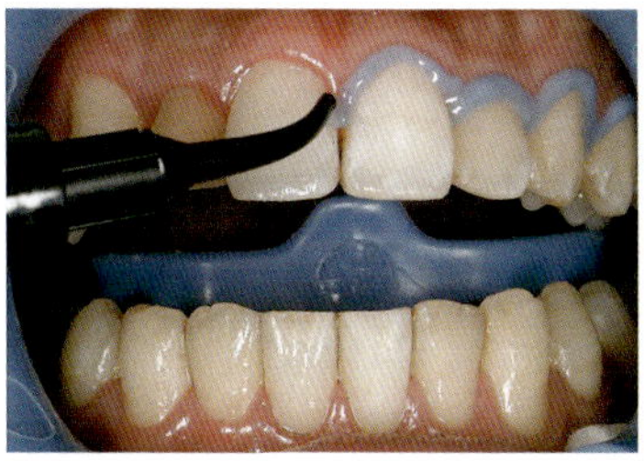

図9　歯肉保護材の塗布

2mm ぐらいの幅で塗布する．

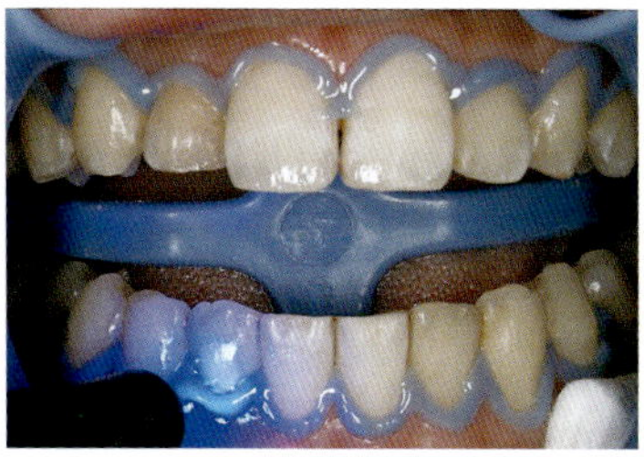

図10　歯肉保護材の硬化

1歯1秒ぐらいずつ光をあてて歯肉保護材を硬化させる．

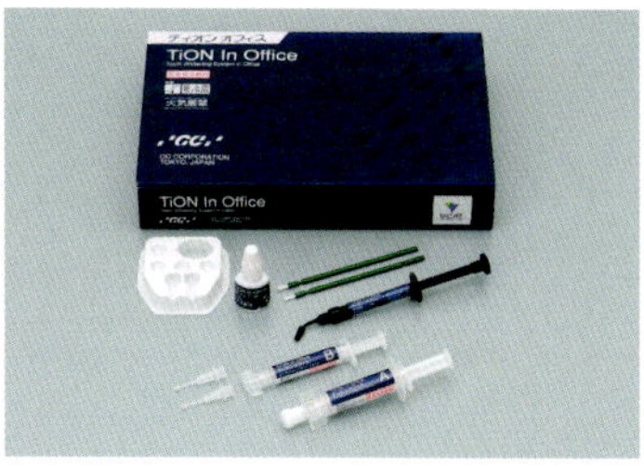

図11　オフィスホワイトニング「ティオンオフィス」システム（ジーシー）

ホワイトニング剤 A,B（混和する），リアクター（光触媒），歯肉保護材，ディスポーザブルディッシュ，ブラシで構成される．

分に乾燥させてから歯肉保護材を幅約 2mm 塗布し，1歯ずつ光重合により硬化させる．ホワイトニング剤が垂れることを想定し，歯肉保護材は施術歯よりも1歯遠心の歯にも塗布しておくとよい．光重合は1歯1秒ぐらい行えばよい（**図9，10**）．

ホワイトニング剤が歯肉や口唇に付着したことに気づかずに光照射を行うと，過酸化水素によって口内炎や口唇炎を引き起こす．たいていは3日ほどで消失するが，十分な注意が必要である．

2．ホワイトニング剤

現在国内で認可がとれているオフィスホワイトニング剤システムには，『ハイライト』（松風），『ピレーネ』（モリタ），『ティオンオフィス』（ジーシー），『オパールエッセンス BOOST』（ウルトラデント）がある．各製品とも，ホワイトニング剤，

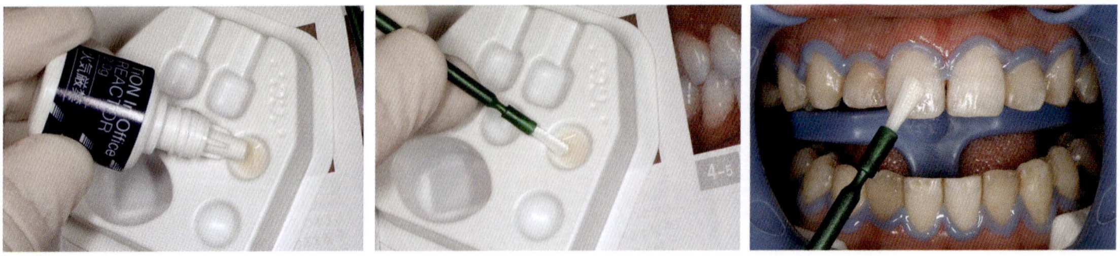

図 12　リアクターの塗布

リアクターのボトルをよく振り，ディスポーザブルディッシュに4～5滴たらし，付属のディスポーザブルブラシを用いて歯面に1層均一に塗布する．

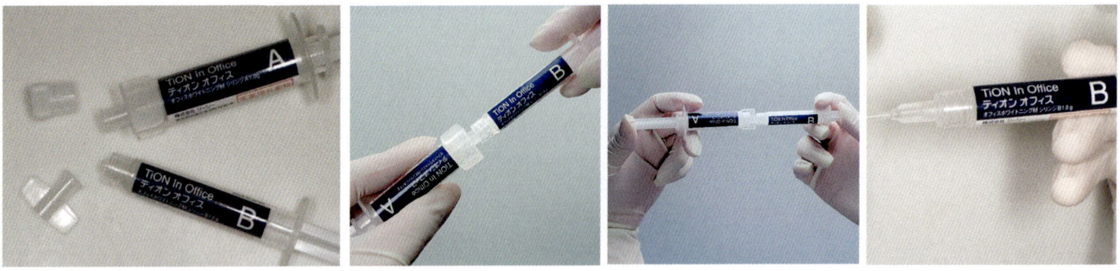

A：ホワイトニング剤のキャップを外す．

B：シリンジAとシリンジBの頭部同士をつないで回し，連結する．

C：左右に10往復振り，ホワイトニング剤を混和する．

D：混和したホワイトニング剤をシリンジBへ全量移動させ，ディスポーザブルファイバー付きのチップをつける．

図 13　ホワイトニング剤の混和

システムに関しては大きな差はないが，低濃度の過酸化水素水を使用する製品のほうが，施術後の知覚過敏は少ないとされている．本項では，ティオンオフィスを用いたホワイトニング法を紹介する．

ティオンオフィスは，ホワイトニング剤A，Bとリアクター（光触媒），歯肉保護材，ディスポーザブルディッシュ，ブラシで構成される（**図 11**）．

3．リアクター（光触媒）の塗布

リアクターを歯面全体に均一に薄くのばすように1層塗布する．リアクターに光が届くことで，その上に塗布するホワイトニング剤が歯内部に浸透する（**図 12**）．

4．ホワイトニング剤の塗布

ホワイトニング剤A，Bを混和し（**図 13**），歯面に1mmの厚さ（製品により異なるので，メーカーの指示に従う）で塗布する（**図 14**）．先に塗布したリアクターに光が届くことで，このホワイトニング剤が歯内部に浸透する．

5．光照射

ホワイトニング剤を活性化させるために，1歯あたり1分間ずつ光照射を行う．この際患者にゴーグルかフェイスタオルをかけて照射光から目の保護を図るととも

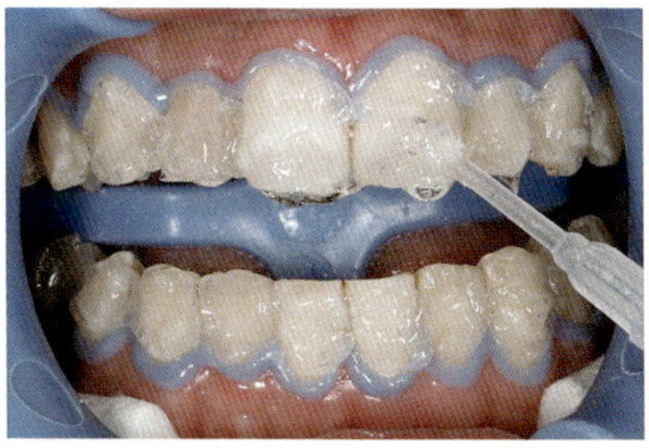

図 14　混和後のホワイトニング剤ジェルの歯面への塗布

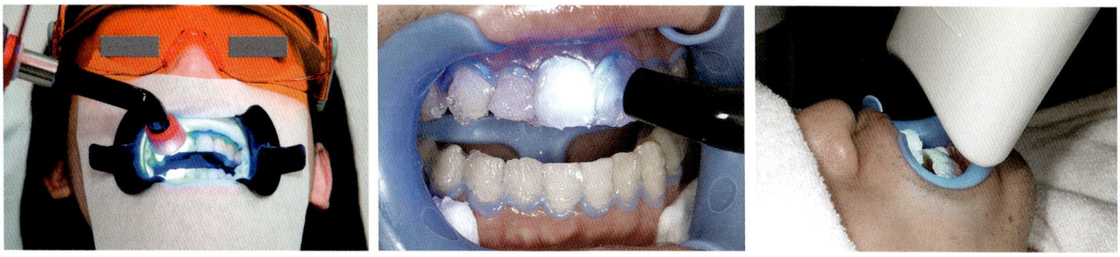

A，B：照射光から目を保護し，皮膚への薬剤の付着に注意して，1 歯あたり 1 分間ずつ光照射する．

C：照射域が大きな照射器では，多数歯をまとめて照射できる．

図 15　光照射

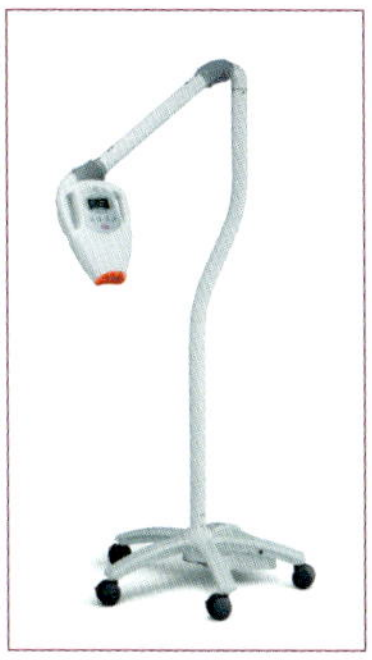

A：一度に多数歯に照射できるコスモブルー（ジーシー）．光源は紫LED 5 灯．

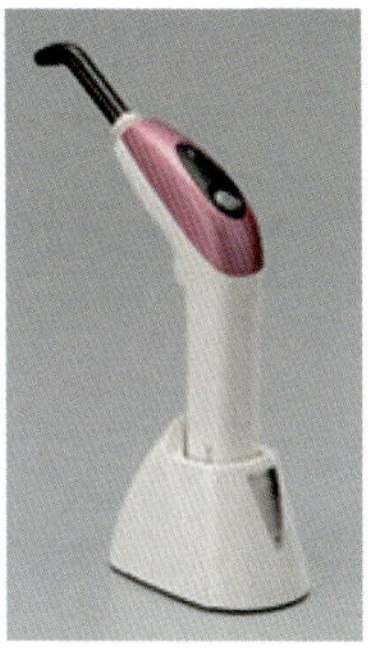

B：ハンディな LED 可視光線照射器 G-ライトプリマⅡ（ジーシー）．

図 16　光照射器

各ホワイトニング剤で推奨される可視光線波長域の製品を用いる．

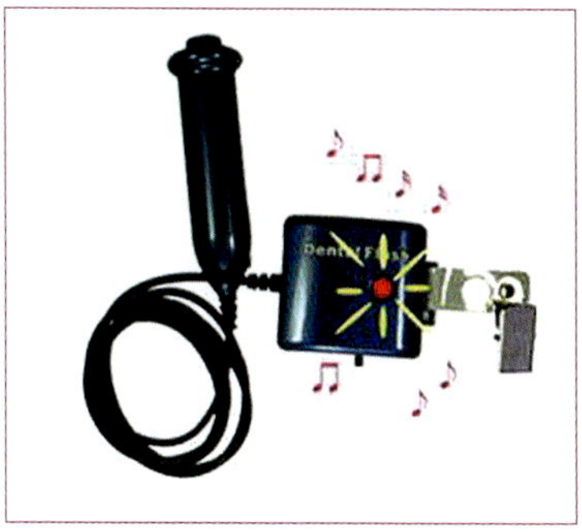

図 17　患者用ブザー

患者に渡し，ホワイトニング施術中に唾液がたまったり痛みが生じた際に知らせてもらう．

に，皮膚への薬剤の付着に配慮することが必要である．照射域が広い光照射器では，多数歯を一度に照射することができて便利である（**図 15**）．光照射器には，各ホワイトニング剤が推奨する可視光線波長域があるので，ホワイトニング剤と光照射器の相性を確認することが必要である（**図 16**）．

なお，ホワイトニング施術中は，患者は唾液がたまったり痛みを感じても術者側に伝えることが難しいので，問題があることを音や光で知らせてくれるブザーなどがあると，患者も術者も安心である（**図 17**）．

6．ホワイトニング剤の除去

光照射後，ホワイトニング剤をまずバキュームで吸い取った後，コットンロール

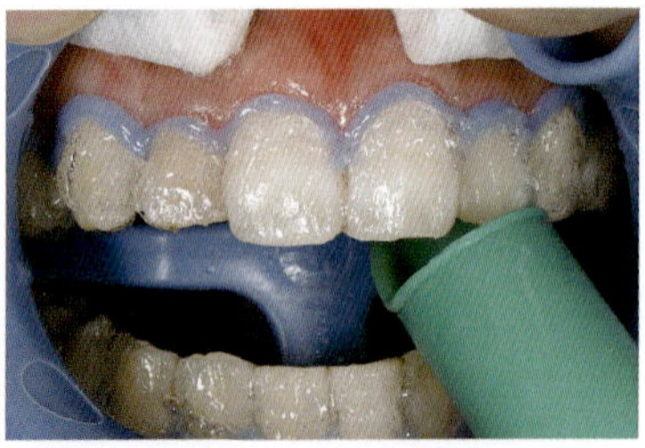

図 18　ホワイトニング剤の除去
最初にバキュームでホワイトニング剤を吸い取り，その後コットンロールでふき取る．

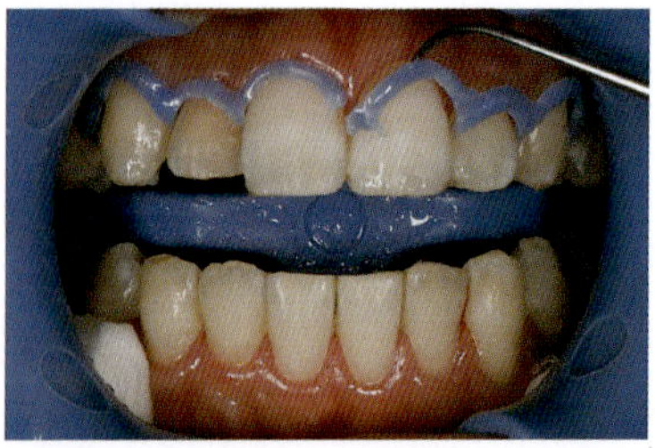

図 19　歯肉保護材の除去
同日に図 13 ～ 19 の工程を 3 回繰り返した後，探針などにより歯肉保護材を除去する．

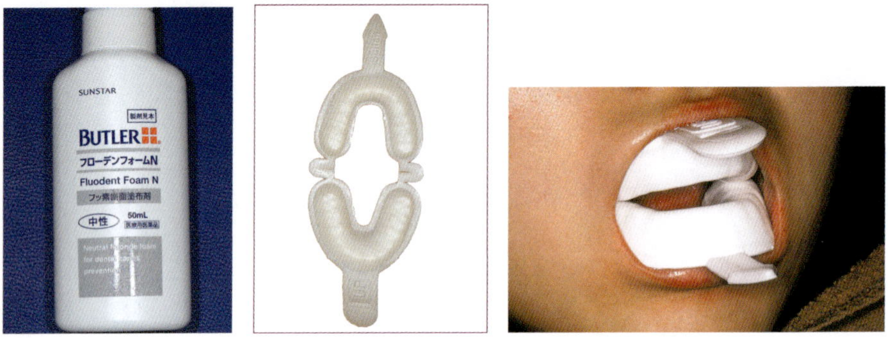

A：泡タイプのフッ化物塗布剤．　B：フッ化物塗布用トレー．　C：約 4 分間歯面に塗布する

図 20　フッ化物の適用
オフィスホワイトニング処置終了後，歯面の中和と再石灰化を促すために，トレー法によりフッ化物（中性のもの）を塗布する（約 4 分間）．これにより術後の痛みの発生が減少する．

で拭き取る(**図 18**)．この際，歯肉保護材が外れる可能性があるので水洗は行わない．

この後「リアクターの塗布→ホワイトニング剤の塗布→光照射→ホワイトニング剤の除去」という工程（1 クール約 15 分）を同日中に 3 回繰り返す．再度行う場合は 1 週間あける．

ホワイトニング後の処置，評価，注意事項

1．歯肉保護材の除去

オフィスホワイトニング実施後，歯面に残留しているホワイトニング剤ジェルをバキュームなどで可及的に除去し探針などで歯肉保護材を外す（**図 19**）．

2．歯面の保護・強化

オフィスホワイトニング後は，歯面の保護と強化を目的に，歯面研磨を行う．市

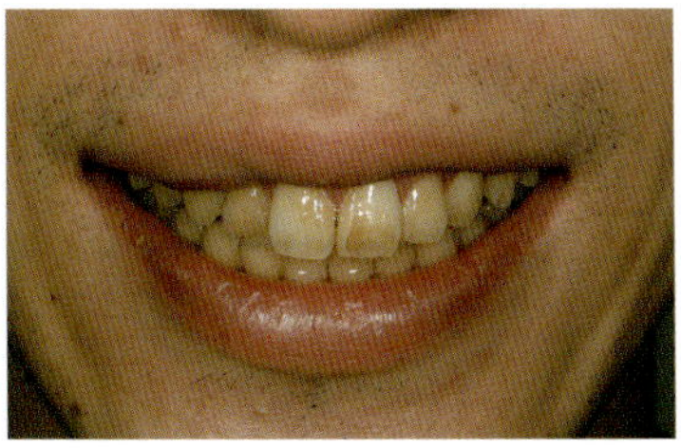

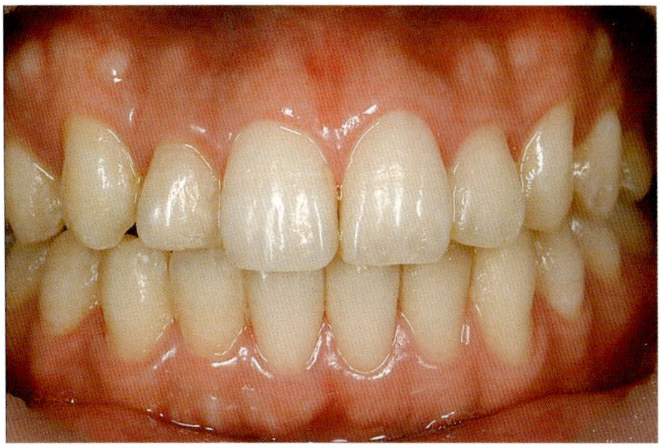

A，B：ホワイトニング効果については，患者に十分満足してもらうことができた.

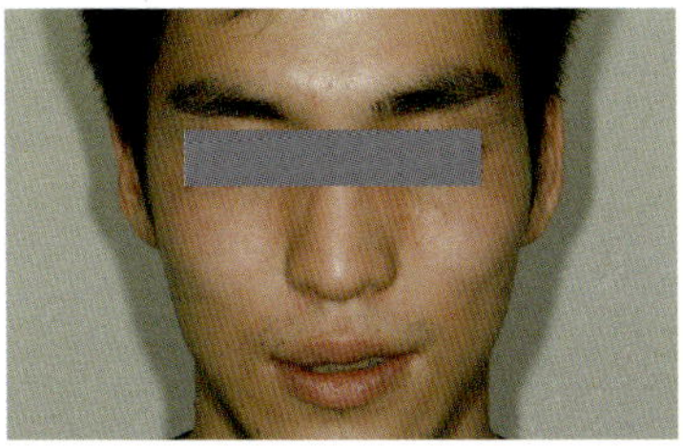

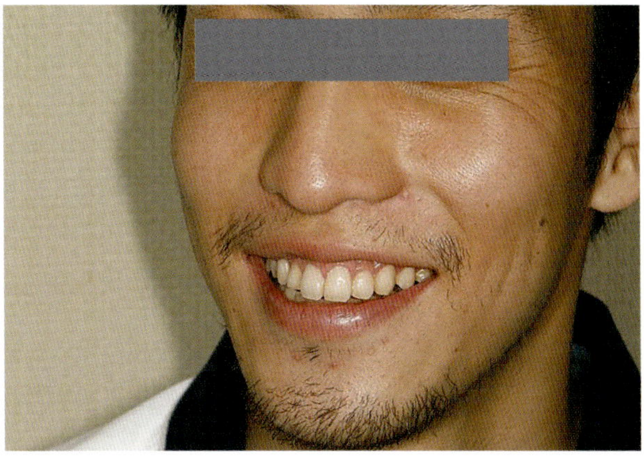

C，D：患者の表情も術前と比較して別人のように明るくなった.

図 21　オフィスホワイトニング終了後
ホワイトニングによって，歯だけではなく人の性格をも明るくできることもある.

販のCCP-ACP配合ペーストやフッ化物配合のPTCペーストなどの使用は，ホワイトニング効果を持続させるだけでなく，痛みの緩和にも効果がある（**図 20**）.

3．術後の評価と注意事項の説明

写真や測色器などを用いて患者とともに施術後の色の評価を行い，知覚過敏が生じる可能性と飲食物への注意事項についての説明を十分に行う.

メインテナンス，タッチアップ

オフィスホワイトニング終了後，基本的には日常において着色物質をできるだけ排除することでホワイトニング効果が持続する．さらに，2～3カ月おきのPTC，メインテナンス，クリーニング，また約6カ月おきのタッチアップ（追加ホワイトニング）を行うことで，美しい白さを維持することができる.

3 ホームホワイトニングの臨床術式

須崎　明

カウンセリング

ホームホワイトニングは，歯科医院の指導のもと，患者自身が自宅で行うホワイトニングであり，患者主導のホワイトニングといえる．すなわちホームホワイトニングの成功の秘訣は，患者がホワイトニングをしたいという気持ちを高め，維持することである．そのためには，予想されるホワイトニングのゴールの色調を患者と共に確認することが大切となる．

また，知覚過敏の発生や色調の後戻り・再着色の可能性，さらにホワイトニングにより修復物は白くならないため再修復が必要になることなどを患者に伝えて理解を得ることがトラブル防止につながる．

ホワイトニング前の確認・準備

1．色調の把握と記録

色調の把握にはシェードガイドを用いた主観的検査法（視感比色法）と，測色計を用いた客観的検査法（物理測色法）がある．また口腔内写真撮影も有効となる．口腔内写真撮影の際，カメラの特性により色調表現が困難な場合があるので，シェードガイドとともに撮影するのも効果的な手法となる（**図1**）．

2．歯肉の状態の確認

ホームホワイトニング剤の主成分である過酸化尿素はホワイトニング用カスタムトレー（以下，カスタムトレー）内で過酸化水素に変化する．したがって歯肉の炎症や出血が認められる場合，ホワイトニング剤がそれらに反応し十分なホワイトニ

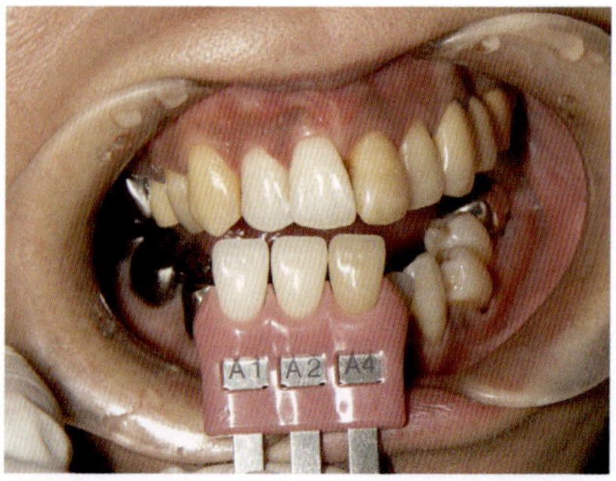

図1　シェードガイドを写し込んだ口腔内撮影
口腔内写真撮影の際は，カメラの特性により色調表現が困難な場合があるのでシェードガイドと共に撮影するのも効果的である．

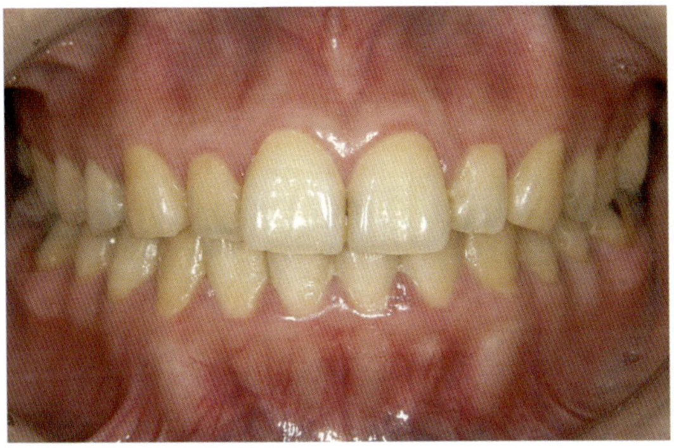

A：ホワイトニング診査時の口腔内．患者はすぐにホワイトニングをしたいとの希望であったが，歯肉の炎症が認められたため，まず歯肉の炎症の改善を行うこととした．

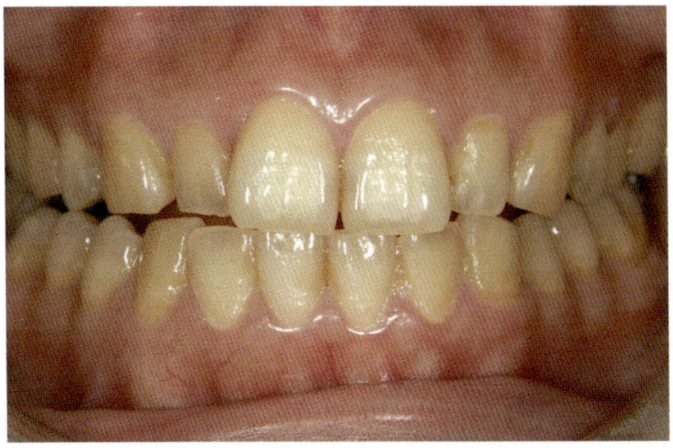

B：ホームホワイトニング開始時の口腔内．歯肉の炎症は改善されている．

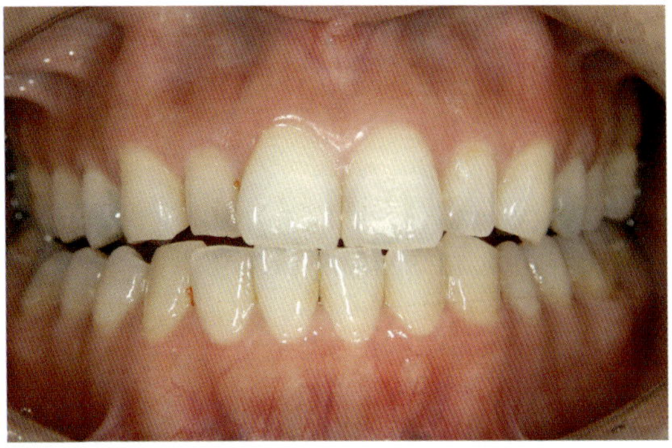

C：ホームホワイトニング後の口腔内．効果的にホワイトニングを行うことができた．

図２　歯肉の状態の改善後にホワイトニングを行った症例

ング効果を発揮できない場合がある（**図２-A**）．そのような場合，歯周治療により歯肉の状態を健全にしてからホワイトニングを行うべきである（**図２-B,C**）．

３．知覚過敏の確認

ホワイトニング前から知覚過敏が認められる場合は注意が必要である．知覚過敏の原因が判明している場合は，原因を除去してからホワイトニングを行う．

患者の中にはホワイトニングジェルが塗布されていないカスタムトレーを口腔内に装着しただけでも知覚過敏症状を訴える人もいる．この際にはホワイトニング剤ではなく，う蝕予防のホームジェルを塗布したカスタムトレーを装着し，知覚過敏症状が消失したのを確認後，実際のホームホワイトニングに移行する．

４．う蝕，根尖病巣，tooth wear（酸蝕，咬耗，摩耗）などの確認

う蝕が認められた場合，基本的には暫間修復を行った後，ホワイトニングを行う．ただし，症状が認められずう蝕の進行が停止している場合は，ホワイトニング後にう蝕処置を行う場合もある（**図３**）．

ホワイトニング剤が根尖病巣を急性化させる直接的な因子とはならないが，カスタムトレーを装着することで間接的に根尖病巣を刺激し，患者が根尖部に違和感を

図３　ホワイトニング後にう蝕処置を行った症例

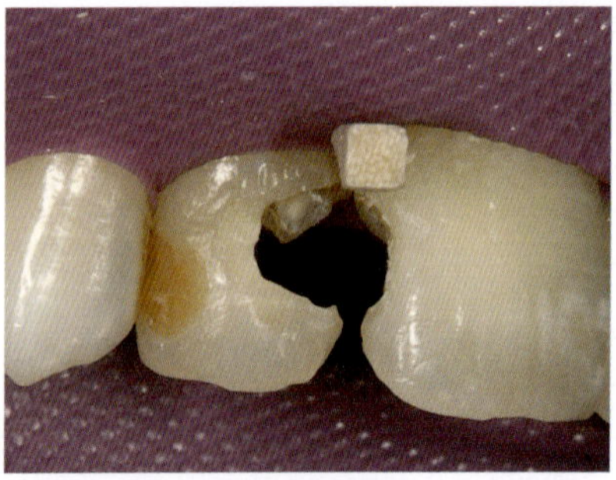

A：21|のう蝕の状態．冷水痛などの自覚症状が認められなかったため，ホワイトニング後にう蝕処置を行った．

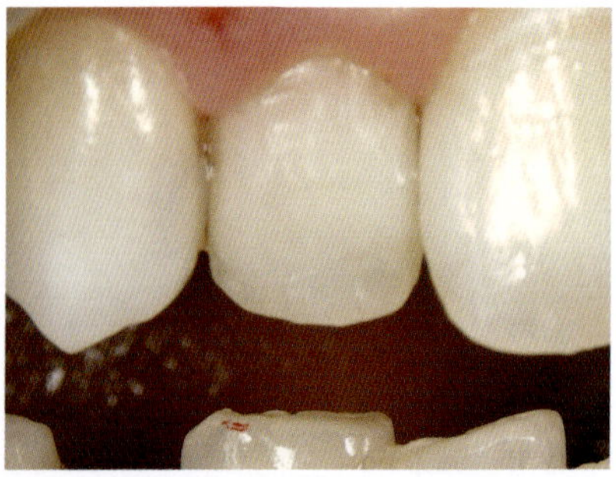

B：コンポジットレジン修復後の同部位

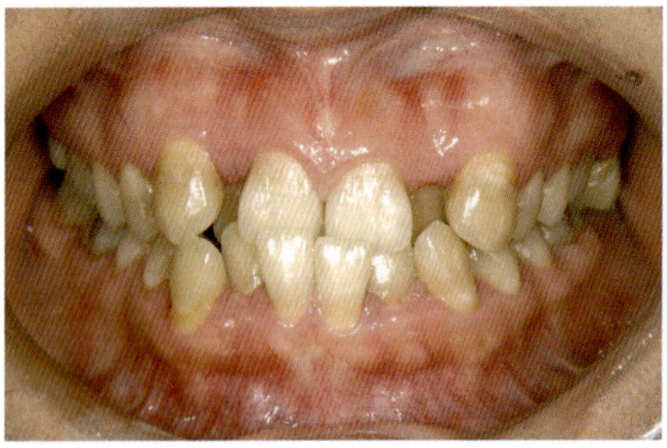

図４　酸蝕症が認められる過食症の患者の口腔内

ホワイトニング前に心療内科と歯科の両面から酸蝕症に対する処置を行った．

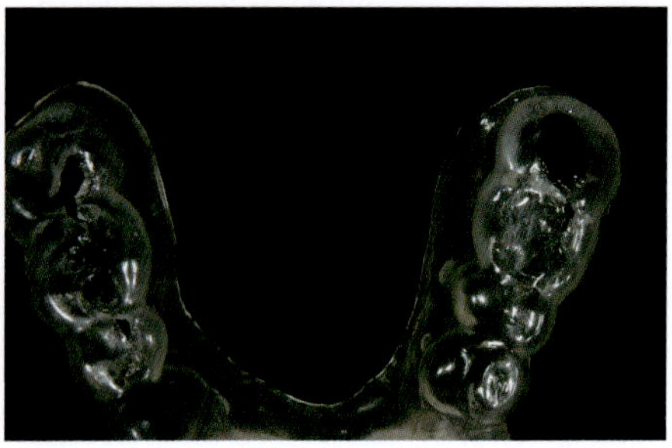

図５　咬合面の咬耗が重度な患者のカスタムトレー

重度の咬耗がある場合，カスタムトレーに穴があくことがあるので，ホワイトニング中，トレーのチェックはしっかり行う．

訴えることがあるので注意が必要である．

tooth wear の中でも酸蝕症が認められる患者は，ホワイトニングの際に知覚過敏が発症する場合があるため，酸蝕症に対する処置後にホワイトニングを開始する（**図４**）．さらに咬合面に重度の咬耗が認められる場合は，カスタムトレーに穴があく場合があるので，ホワイトニング中，トレーのチェックはしっかり行う（**図５**）．

5．修復物についての確認

修復物は漂白されないため，ホワイトニングにより修復物が目立つようになる可能性があること，またホワイトニング後に再修復する可能性が高いことをしっかりと患者に伝える．

6．カスタムトレーの製作

歯肉の炎症が認められないことを確認後，修復部位については，必要であれば暫間修復などを行う．その後，ホワイトニングする歯の部位を患者に確認した後，カスタムトレー製作のための印象採得を行う．その際，患歯の印象面に気泡が入らないように注意する（**図６**）．

作業用模型は前歯の歯軸が基底面に対し，できるだけ垂直になるようにトリミン

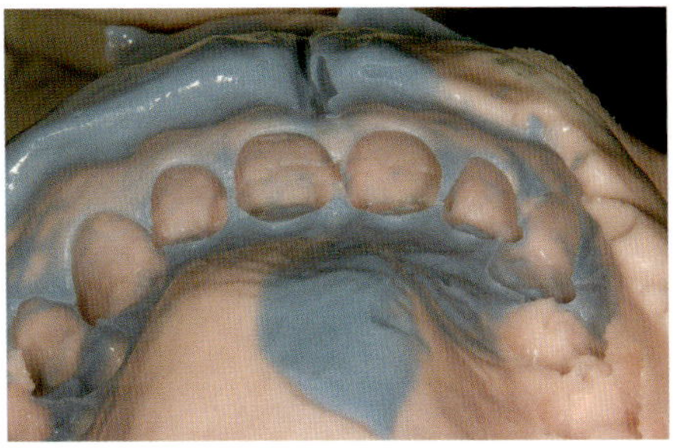

図6 カスタムトレー製作のための印象採得
ホワイトニング対象歯には気泡が入らないよう確実に印象採得する.

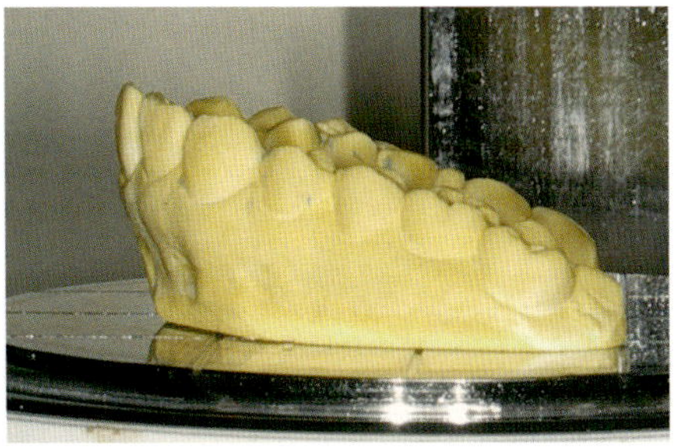

図7 作業用模型のトリミング
前歯の歯軸が基底面に対してできるだけ垂直になるようにトリミングする.

図8 カスタムトレー内のホワイトニングジェルの状態の確認

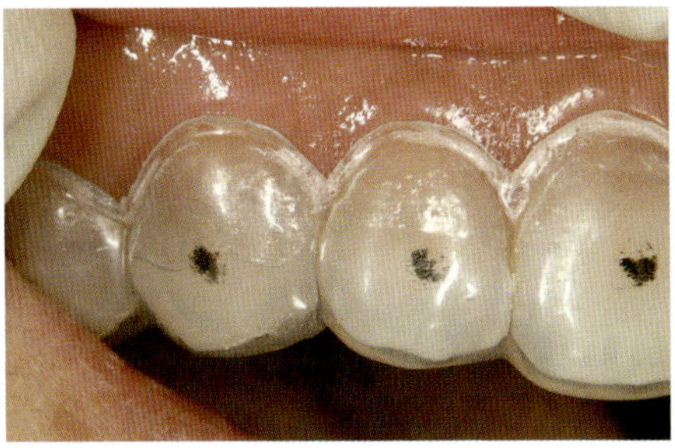

A：ホワイトニングジェルが不足している状態. この場合は再度ホワイトニングジェルを追加する.

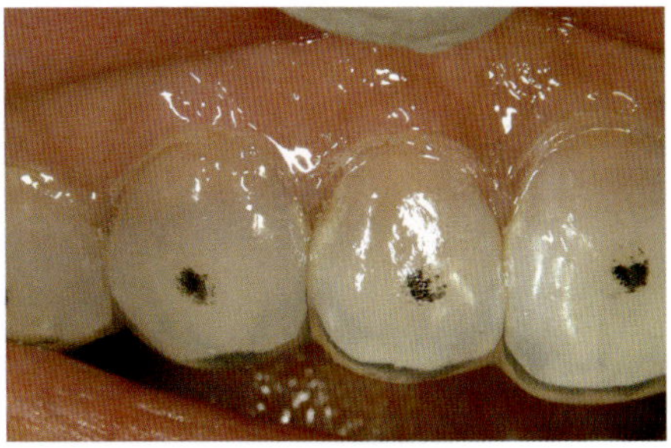

B：ホワイトニングジェルが十分に歯面を覆っている状態. カスタムトレーからはみ出た余剰なジェルはティッシュペーパーなどで拭きとる.

グする（**図7**）.

ホワイトニングの実施

1. ホワイトニング開始

まずカスタムトレーを口腔内に装着し, 適合が良好なことや痛みがないことを確認後, 患者自身でカスタムトレーの装着を行ってもらう. 次に, ホワイトニングジェルをカスタムトレー内に塗布し, 再度装着してもらう. このときホワイトニングジェルが歯面を十分に覆っていることを確認する（**図8**）.

さらに, 装着している間に以下のような注意事項を患者に伝える. 注意事項説明後, 患者に痛みなどの問題がなければカスタムトレーを除去し, 自宅でのホームホワイトニングを開始する.

(1) 装着時間についての注意

装着時間は基本的に1日2時間程度とされているが, 睡眠中に装着してもらうこともある. また装着期間は2週間程度を基本するが, ホワイトニング効果によって時間や期間は異なる. したがってホワイトニングによる色調の変化を確認しながら, 患者に適切な装着時間, 期間を指示する.

さらにホワイトニング中に知覚過敏症状が出た場合は, 1日の装着時間を短縮させたり, 装着期間を毎日から2～3日に1回とし, ホワイトニングのペースをゆるめる.

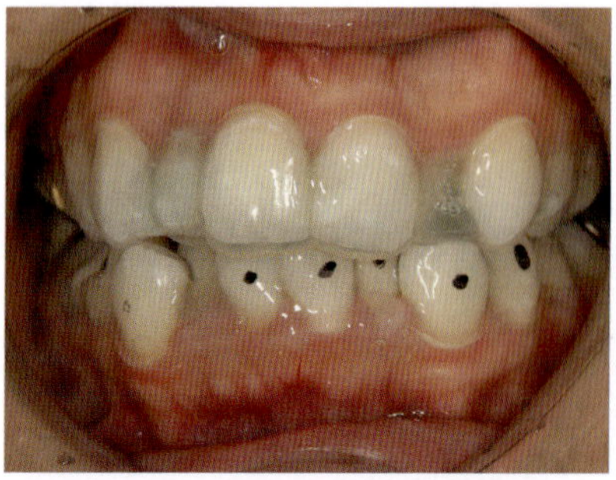

図 9　カスタムトレーを用いた知覚過敏への対応
ホワイトニング後のトレー内にフッ化物入りのホームジェルや CPP-ACP 入りのペーストを塗布し 30 分程装着してもらう.

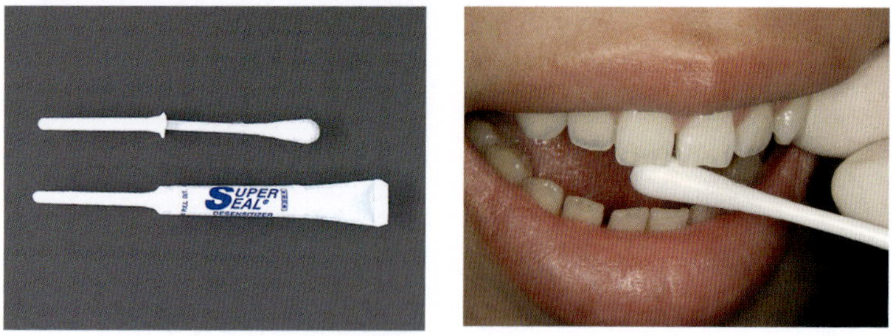

A：シュウ酸カリウム入りの知覚過敏抑制剤（スーパーシール）

B：A を患者自身で塗布してもらう.

図 10　シュウ酸カリウム入りの知覚過敏抑制剤の塗布

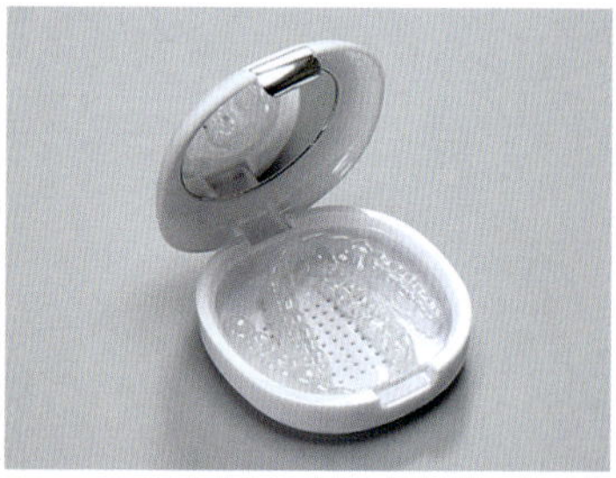

図 11　カスタムトレーの保管
水洗，乾燥し，トレーケース内に保管する.

(2) 知覚過敏への対応についての注意

知覚過敏症状が発症した場合の基本的な対応は，ホームホワイトニングのペースをゆるめることであるが，この際に重要なのは，ペースをゆるめても最終的な効果は変わらないことを患者に伝えることである．なぜなら患者はペースをゆるめると効果が十分に出ないと誤解して，知覚過敏を我慢してホワイトニングを無理に続け，逆に知覚過敏症状が増悪することがあるからである．

ホームホワイトニングのペースをゆるめても症状が変化しない場合は，知覚過敏抑制効果のある歯磨剤を使用してもらったり，ホームホワイトニング後にカスタムトレーの中にフッ化物入りのホームジェルや CPP-ACP 入りのペーストを塗布し 30 分程装着してもらう（**図 9**）．そのほかにも，シュウ酸カリウム入りの知覚過敏抑制剤を患者自身に塗布してもらう場合もある（**図 10**）．

(3) ホワイトニング中の注意

ホワイトニング後は毎回，カスタムトレーを水洗，乾燥し，トレーケース内に保管することを伝える（**図 11**）．またホワイトニング直後の歯表面にはペリクルが認められないため着色しやすい．したがってホワイトニング直後のコーヒー，紅茶，赤ワイン，カレーの飲食や喫煙は避ける．

ホワイトニング後の処置，評価，注意事項

一定期間のホームホワイトニングが終了したら（エンドポイント），カスタムトレーの変形や適合状態や知覚過敏症状がないかなどを検査する．さらに術前に撮影

した口腔内写真やシェードガイドと比較し，効果を確認する．その効果により，今後のカスタムトレーの装着時間を患者に伝える．

メインテナンス，タッチアップ

ホワイトニングの効果に満足が得られた場合はメインテナンスに移行する．定期的なメインテナンスの中で，PTC をしっかりと行うことが色調の持続につながる．また患者自身が色調の後戻り（再着色）を感じた際にはタッチアップ（追加ホワイトニング）を行うように指示する．

Column カスタムトレーにレザボアは必要か？

ホームホワイトニングのカスタムトレーを製作する際，ホワイトニングジェルを貯留させるスペースをレザボアという（❶）．

レザボアの付与の有無はホワイトニングに影響を与えないという報告が多くされている．しかしながら，ホームホワイトニングのときにカスタムトレーを強く噛みしめる患者においては，トレーが咬合力により一時的に変形し，ホワイトニングジェルがトレーから流れ出てしまい，ホワイトニング効果が低下する可能性がある．また近年，カスタムトレーの適合精度が向上しているため，マウストレー自体の歯への圧迫感が患者の違和感や咬合痛，知覚過敏症状につながる場合がある．このような場合はレザボアの付与が効果的になる．

レザボアの付与はホワイトニングジェルの粘度やカスタムトレーの性状によっても異なるため，基本的にはメーカーが推奨する指示に従う．

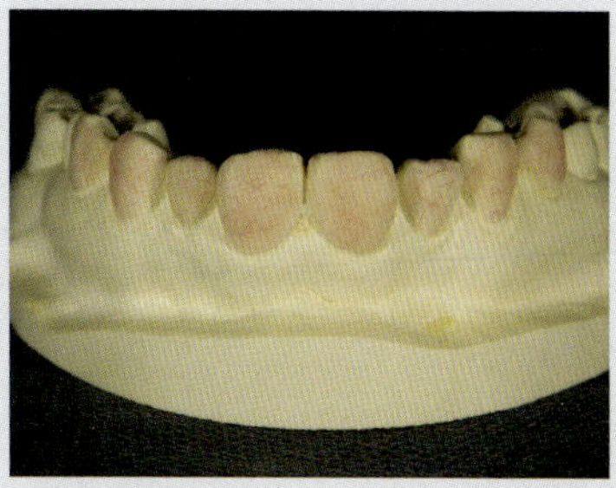

❶ カスタムトレーにおいてホワイトニングジェルを貯留させるスペースをレザボアという

（須崎 明）

Column カスタムトレーのマージンのカッティング

カスタムトレーのマージンのカッティング法には，歯頸部に沿ってカットするスキャロップタイプ（❷）と，直線的にカットするトラディショナルタイプ（❸）がある．

基本的にはメーカーが推奨する指示に従うが，患者が快適にカスタムトレーを装着できるように適合のよい製作法を選択する．

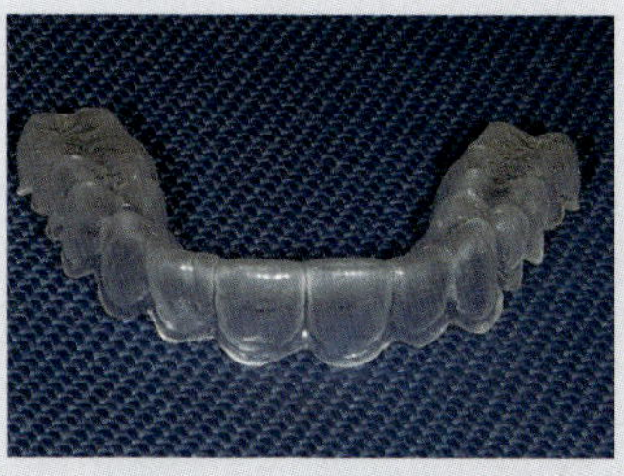

❷ スキャロップタイプのカッティング

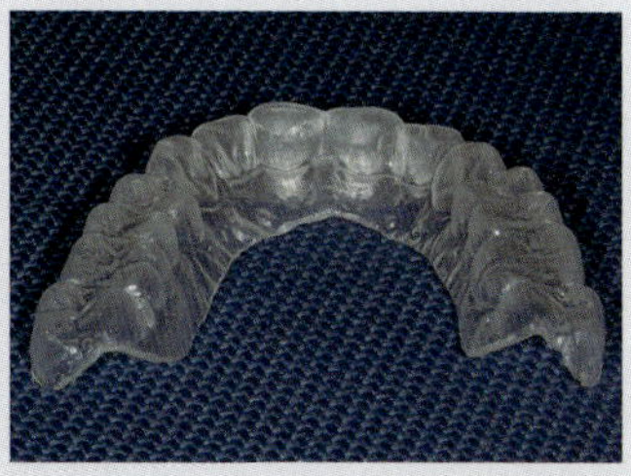

❸ トラディショナルタイプのカッティング

（須崎 明）

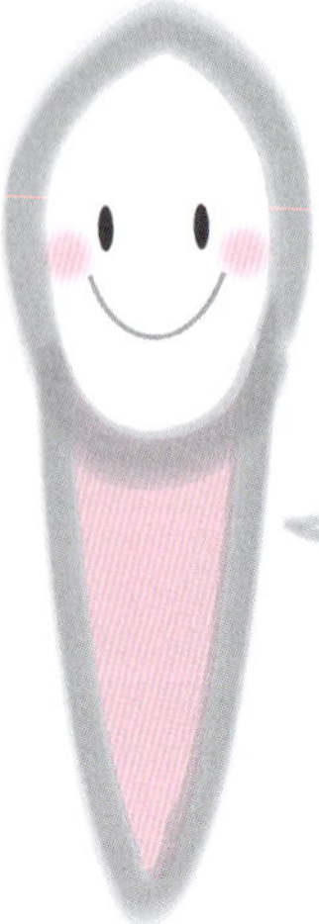

4 失活歯のホワイトニングの臨床術式

天川由美子

失活歯の変色とホワイトニング

1．失活歯の変色

根管治療後や歯髄壊死を起こしている場合の失活歯においては，生活歯と比較して色調不調和を引き起こすことがある．失活歯の変色の原因としては，

・根管治療時の根管内組織の残留・変質
・加齢によるもの
・外傷による失活
・修復物（コンポジットレジンの変色や二次う蝕）
・薬剤（ヨードやサホライドなど）
・金属イオンの流出（アマルガムなど）
・飲食，喫煙

などが挙げられる．変色の原因が有機物や細菌の場合はホワイトニング可能であるが，金属イオンなどによる場合は禁忌である．いずれにしても（歯髄壊死を起こしている場合も，根管治療を行うことになるので），臨床的に色調を改善するには，根管治療後の失活歯に対する髄腔内からのホワイトニングを検討する．

失活歯に対するホワイトニング法には，オフィスホワイトニングおよびウォーキングブリーチなどがある．

①オフィスホワイトニング……対象の失活歯の唇側面にジェル状のオフィスホワイトニング剤を塗布するエクスターナルホワイトニングと，対象歯の髄腔内にオフィスホワイトニング剤を充填するインターナルホワイトニングがあり，これらを同時に行う場合が多い（**図１**）．

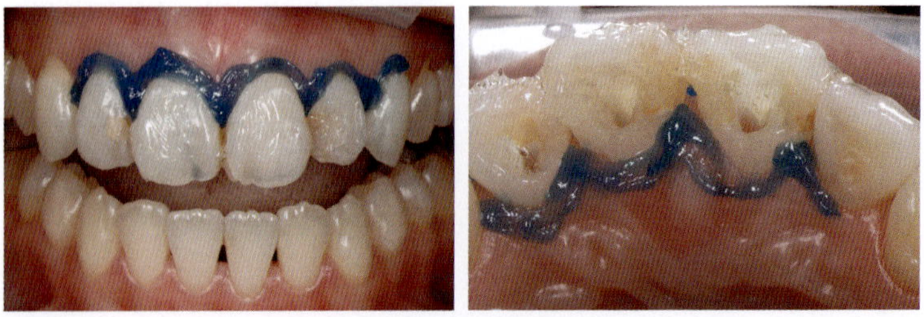

図１　オフィスホワイトニング

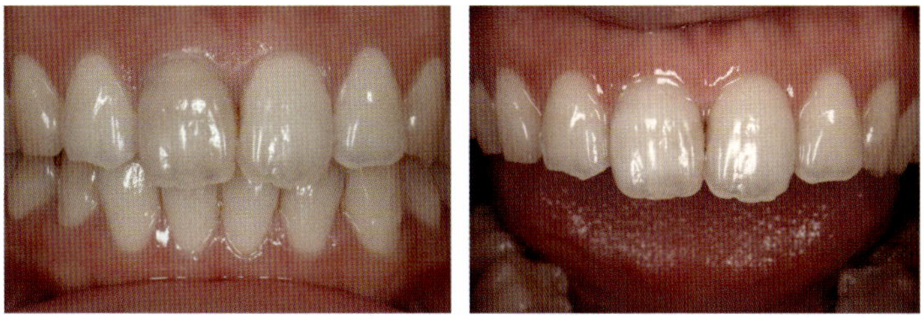

A：術前．1| に変色を認める．

B：術後．審美的に十分満足できる結果となった．

図2　ウォーキングブリーチにより失活歯の審美性回復を図った症例

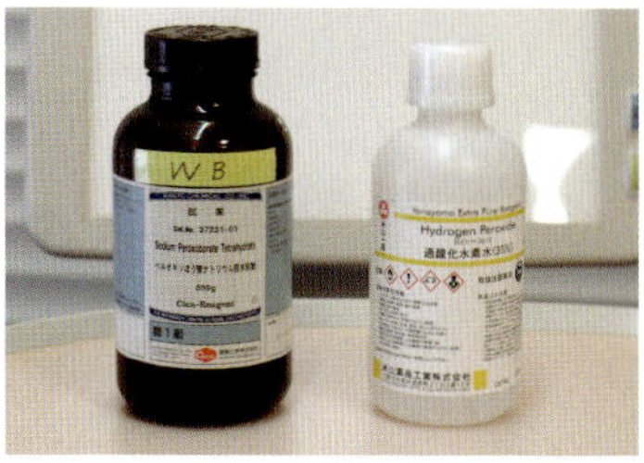

図3　失活歯のホワイトニング剤
過ホウ酸ナトリウム（左）と過酸化水素水（右）．

②ウォーキングブリーチ……髄腔内にウォーキングブリーチ用に調製したホワイトニング剤（以下参照）を充填し，仮封を行い数日ごとに交換する（**図2**）．

本項では，ウォーキングブリーチの臨床ステップについて解説する．

2．失活歯のホワイトニング剤

失活歯のホワイトニングにおいては，30～35％の過酸化水素水と過ホウ酸ナトリウムを混和したものを用いる．過酸化水素水は無色透明で弱酸性の液体であり，皮膚などに付着すると痛みを生じる薬剤である．一方，過ホウ酸ナトリウムは白い粒状の粉である．このように透明な液や白い粉は，他の薬剤と間違えやすいので注意が必要で，容器にラベルなどを貼っておくとよい（**図3**）．

また最近では，混和する必要がなく，髄腔内に注入しやすい失活歯専用のジェル状ホワイトニング剤*も使用されている．

***失活歯用ジェル状ホワイトニング剤**
海外では一般的に使用されており，国内でも製品を購入して使用する歯科医院が増えています．当院で使用しているのは35％過酸化水素ジェルです（下写真）．過酸化水素水と過ホウ酸ナトリウムを混和したものよりも，このジェルのほうがホワイトニング効果も高いように感じています．
（天川）

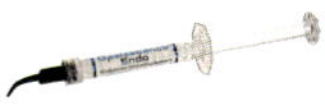

カウンセリング

オフィスホワイトニング・ホームホワイトニングと同様に，術者が患者の主訴を十分に聞き，現状を患者とともに確認する．ウォーキングブリーチは，強い薬剤を髄腔内上部と歯冠内に作用させる処置であることを念頭に置いた説明が必要である．すなわち，ウォーキングブリーチでは，結果を術前に予測することが非常に難しいことを患者に十分に説明する．長期安定性が不確実で歯根の外部吸収を引き起こす可能性があることなどのリスクについての説明も必要である．患者の理解と同意が得られてから，ウォーキングブリーチを行う．

対象歯の検査後，ウォーキングブリーチ可能と判断した場合でも，患者には「100％成功するということはない」と説明する．1度目のウォーキングブリーチを行って効果が現れない場合は，色調改善は難しいことが多い．

ホワイトニング前の確認・準備

1．術前検査

対象歯およびエックス線写真の検査によりウォーキングブリーチが可能かどうか診断する．このとき観察すべきポイントは，

①エックス線写真……根管の状態（内部吸収や外部吸収などはないか，根管歯質の残存量など），根尖周囲組織の状態
②残存歯質量（歯頸部および特に唇側）
③修復物やう蝕の大きさ
④変色の度合い
⑤隣接歯および対合状態
⑥口腔内全体の状態
⑦口腔衛生状態
などである．

2．口腔内写真の撮影

生活歯のホワイトニング時と同様に，術前の口腔内写真を撮影する．

3．歯冠長の測定

どのくらいの色調改善が必要か，プローブなどで唇側の歯冠長を計測する．そしてガッタパーチャポイントの除去量を決定する（図4）．

4．（必要であれば）根管充填材の除去

熱したプラガーなどで根管充填材を平坦にしておくことで，歯冠側からの漏洩を少なくすることができる（図5）．ただし，適切な位置までの根管充填になっていれば，このステップは必要ない．

ホワイトニングの実施

以下の操作を1週間間隔で数回繰り返す．当院では5回までとしている．ジェルの場合は通常2，3回で効果が出る．

1．バリアの作製

歯根側へのホワイトニング剤の漏洩を防ぐために，グラスアイオノマーセメントやフロアブルレジンなどでバリアを作製し，根管口部を閉鎖する（図6，7）．

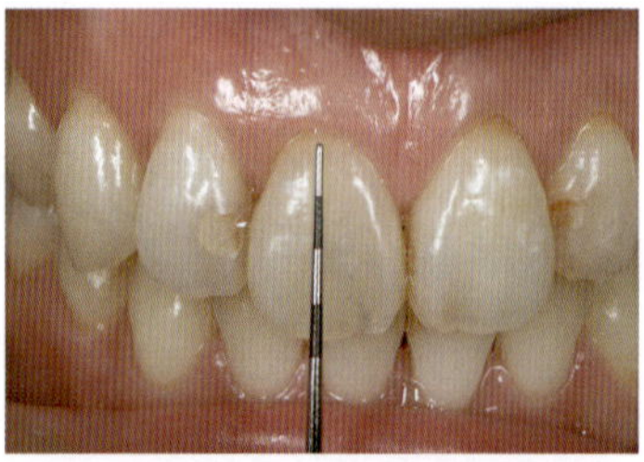

図4　プローブによる歯冠長の計測

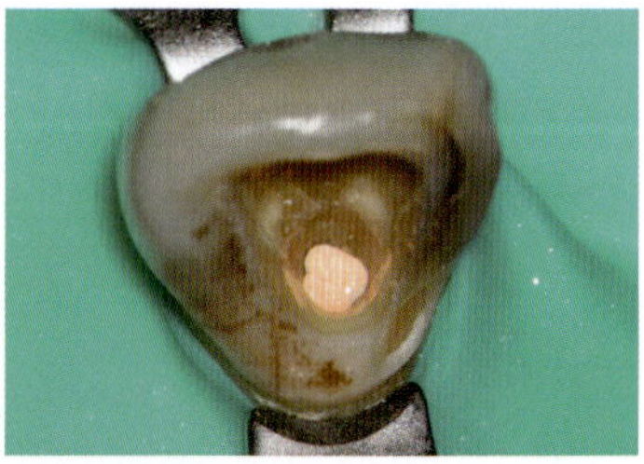

図5　ガッタパーチャポイントの除去
歯頸部相当部まで除去する．

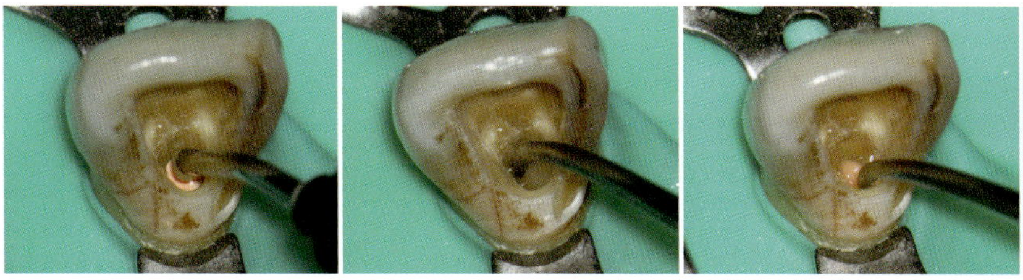

図6 バリアの作製

フロアブルレジンやグラスアイオノマーセメントでバリアを作製する．気泡が入らないよう注意深く行う．

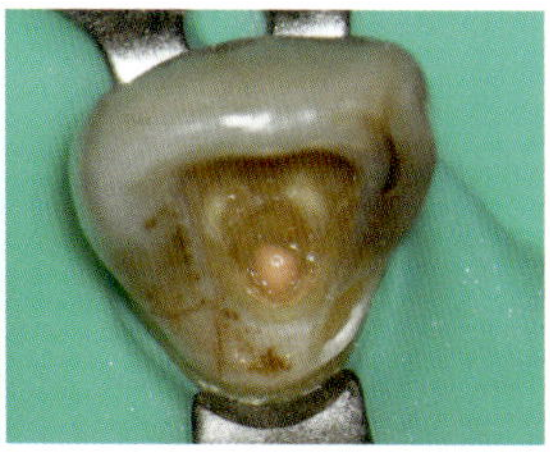

図7 薄いバリアの完成

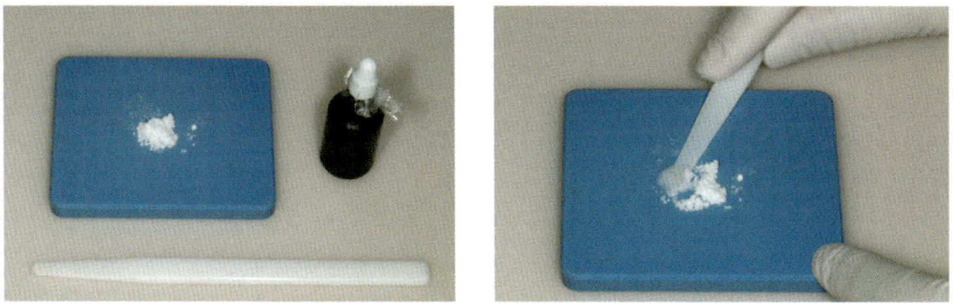

図8 過酸化水素水と過ホウ酸ナトリウムの練和

プラスチックスパチュラを用いて練和する．過酸化水素水は大きな瓶に入れたまま何度も蓋を開閉していると H_2O_2 から H_2O に近づいて薄まってしまうので，濃度を維持するために小瓶に分けて使用するとよい．

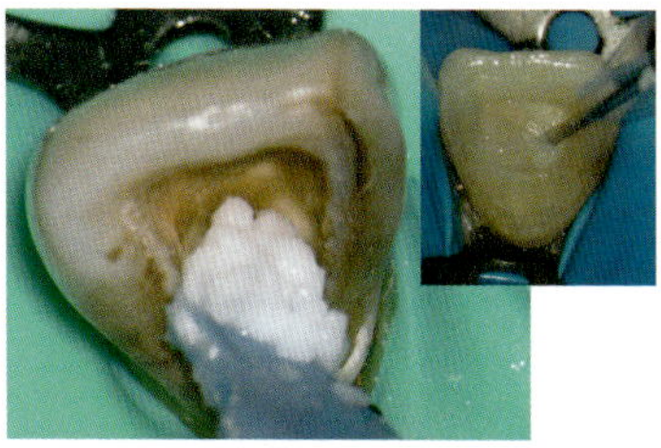

図9 歯髄腔内へのホワイトニング剤の充填

右上（参考）：ジェル状ホワイトニング剤の場合．

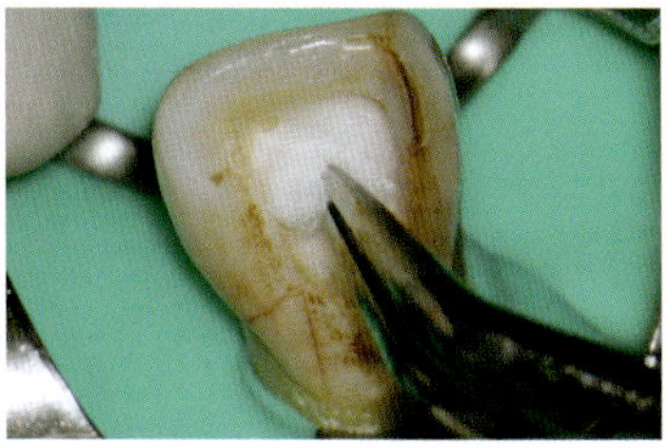

図10 ホワイトニング剤の圧接

綿球で水分を拭き取り，しっかり圧接する．

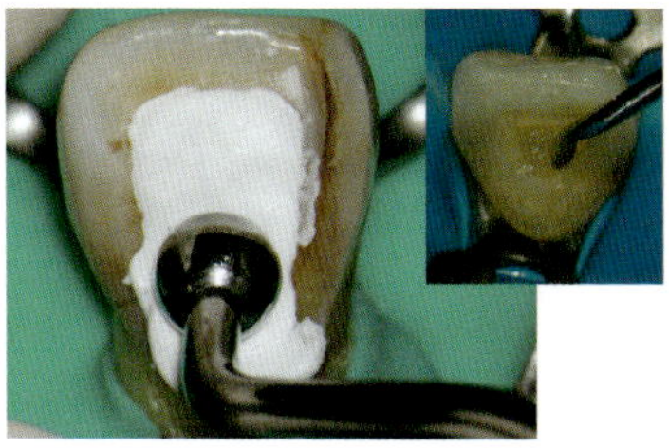

図11 水硬性セメントなどで仮封

右上（参考）：ジェル状ホワイトニング剤の場合．ジェルが境界に付着していると緊密に仮封できないので注意する．

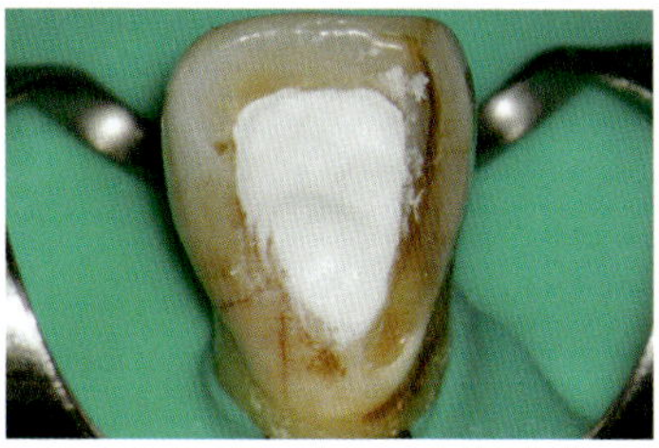

図12 ウォーキングブリーチ処置終了時

2．過酸化水素水と過ホウ酸ナトリウムの混和

プラスチックスパチュラ*などで，過酸化水素水と過ホウ酸ナトリウムを練和し，ペースト状にする（**図8**）．

> ***なぜプラスチックスパチュラで練和？**
> 過酸化水素水と過ホウ酸ナトリウムの練和時に金属スパチュラを用いると，金属によっては過酸化水素水と反応するため，プラスチックスパチュラを用います．基本的にステンレスには反応しませんが，ステンレス表面の付着物と反応することもあります．

3．歯髄腔内へのペーストの充填

上記のペーストを歯髄腔内に充填する（**図9**）．ラバーダムを装着していない場合は，ペーストが口腔内にこぼれないように注意する．

ペーストの水分が多いときちんと封鎖することができないので，充填後に綿球を圧接し，余分な水分を拭き取る（**図10**）．

4．仮封

水硬性セメントやカルボキシレートセメントまたはフロアブルレジンなどを用いて二重仮封する（**図11，12**）．

ホワイトニング後の評価・処置・注意事項

失活歯のホワイトニングの評価は，実際臨床的に非常に困難である．その歯の履歴によってホワイトニングの効果がさまざまで，隣在歯と調和がとれる正確な色調になる時期が予測不可能だからである．何回薬剤を交換すれば適正な色調改善が認められるかどうかは，術者と患者が相談して決定する．

納得できる色調，またはそれが難しい場合は，ややオーバーにホワイトニングしたほうが，修復によりコントロールしやすい．

そして，ホワイトニング後は修復による処置が必要である．早期に修復処置を行わないと，また再着色が起こる場合もあるので注意する．

メインテナンス

一度再根管治療およびホワイトニングを行った場合，基本的に内側からの変色はないと考える．しかし，色調の後戻り（再着色）は起こりうるのでメインテナンスは必要である．コンポジットレジンのみで修復した場合，再度ホワイトニングを行うことも可能である．

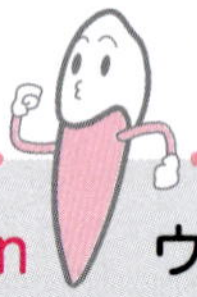

Column　ウォーキングブリーチとコンポジットレジン修復との併用

臨床においては，ウォーキングブリーチとコンポジットレジン修復などの併用により審美性の回復を図ることが多い．

コンポジットレジンなどの接着処置を行う場合は，最後のウォーキングブリーチでホワイトニング剤を塗布した後，1～2週間は仮封のみの状態にし，その後修復処置を行う．なぜならウォーキングブリーチ直後は，使用した酸化剤の酸素の残留により重合阻害を引き起こし，接着力を低下させることがあるからである．（天川由美子）

患者は30代女性．前歯の変色改善を主訴に来院．唇側の歯質は残存していたため，ホワイトニング（ウォーキングブリーチ）とコンポジットレジン修復による審美性の改善を図ることになった．

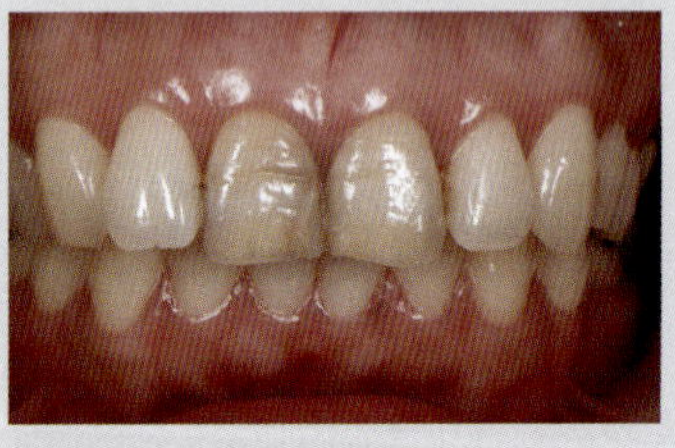

❶ 術前．1|1に変色と不適合のコンポジットレジンを認める．

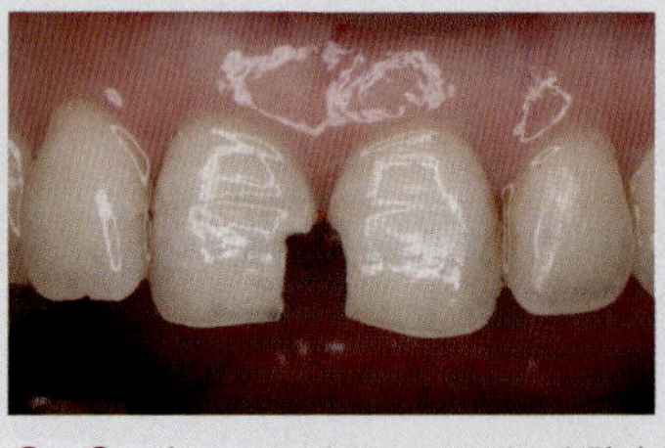

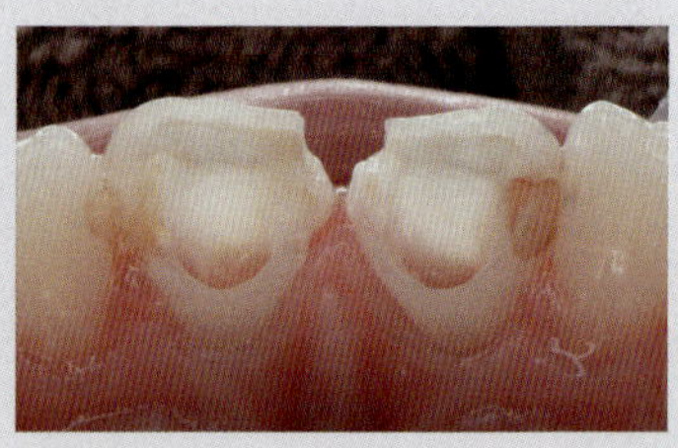

❷，❸ 古いコンポジットレジンを除去したところ．

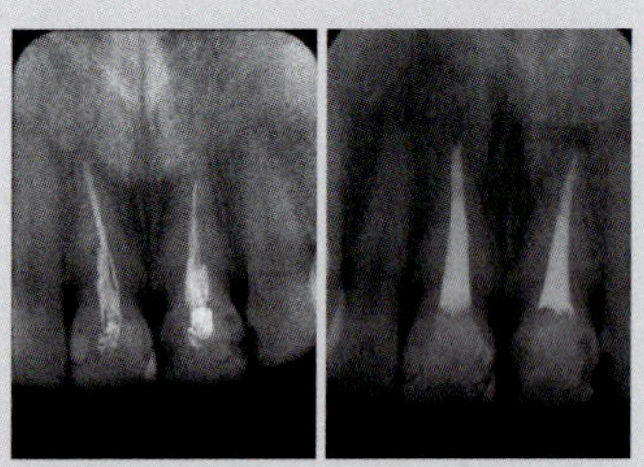

❹，❺ 根管治療前後のエックス線写真．ホワイトニングを行う前に確実に根管治療を行っておく．

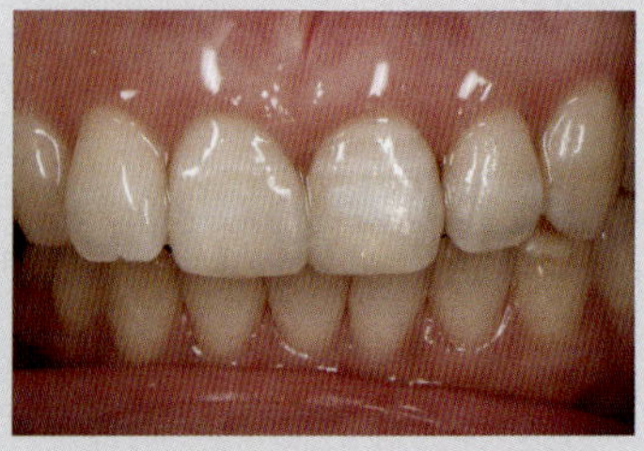

❻ 術後．ウォーキングブリーチとコンポジットレジン修復で審美性を改善した．

Part 3

ホワイトニングにおけるカウンセリング・コンサルテーションとメインテナンス

Counseling/Consultation and Maintenance for Clinical Tooth Whitening

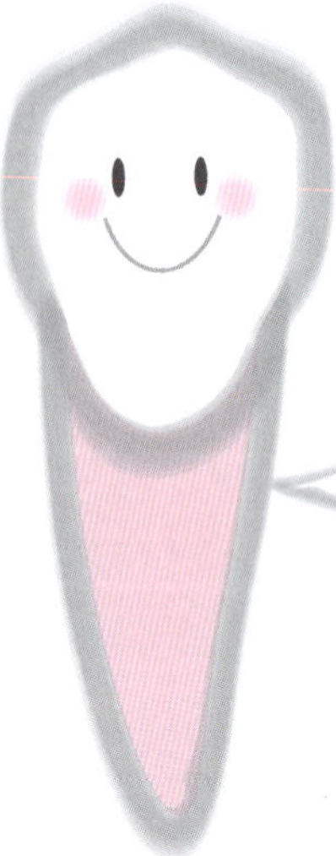

1 ホワイトニングにおけるカウンセリングとコンサルテーション

春川麻美・金子　潤

ホワイトニングにおけるカウンセリングとコンサルテーションの位置づけ

ホワイトニングにおいて，歯科衛生士が重要な役割を担うのが患者へのカウンセリング*とコンサルテーション*である．ホワイトニングは術後の予測が難しい場合があり，またホームホワイトニングにおいては，患者のやる気しだいで効果が左右されるため，歯科衛生士によるカウンセリング・コンサルテーションが患者の満足度に大きな影響を与えることも少なくない．したがってカウンセリング・コンサルテーションを担当する歯科衛生士は，患者が安心してホワイトニング処置を受けられるように，ホワイトニングに関する正しい知識と，患者との十分なコミュニケーション能力を身につけて対応にあたる必要がある（**図 1**）．

ホワイトニングにおけるカウンセリング・コンサルテーションは，

・患者がホワイトニングを希望してきた際に最初に行う **初診時カウンセリング**
・ホワイトニングを行うことが決定した後に行う **術前コンサルテーション**
・ホワイトニング施術中に行う **術中コンサルテーション**
・ホワイトニング終了後に患者をメインテナンスへと導く **術後コンサルテーション**

に分類することができる（**図 2**）．

***カウンセリングと**
***コンサルテーション**
“カウンセリング”とは，患者の話に傾聴し，患者と一緒になって共通の問題解決に向かう相談関係を意味するのに対し，“コンサルテーション”とは，専門的立場から問題解決のための知識や情報の提供，アドバイスを行うことです[19]．

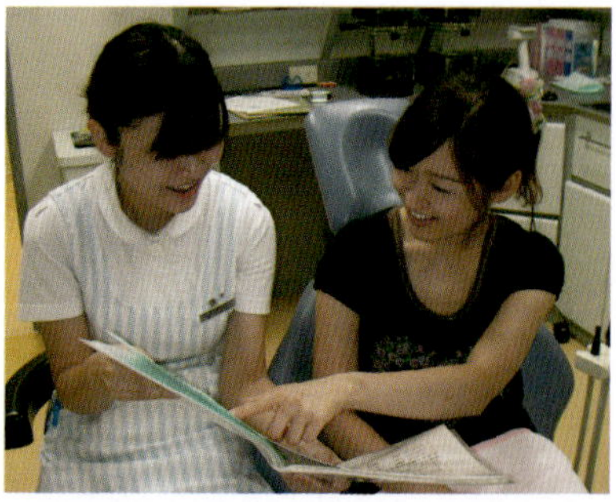

図 1　歯科衛生士によるカウンセリング・コンサルテーション
患者が安心してホワイトニングを受けられるように，歯科衛生士はホワイトニングに関する正しい知識と患者との十分なコミュニケーション能力を身につける必要がある．
（本人の了解を得て掲載）

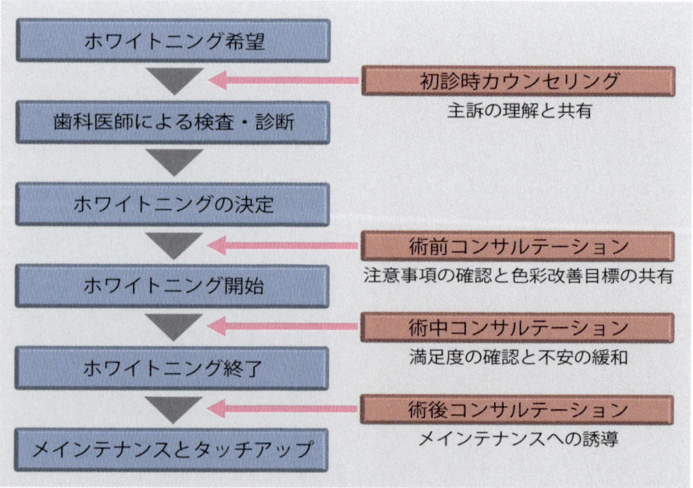

図 2　ホワイトニングにおけるカウンセリングとコンサルテーションの位置づけ

表 1　ホワイトニングのカウンセリングとコンサルテーションに必要なツール

1. ホワイトニングに関して記載されているパンフレット
2. ホワイトニング専用の問診表
3. 顔全体が映る程度の手鏡
4. ホワイトニング術前・術後の比較ができる症例写真
5. 見本としてのカスタムトレーやホワイトニング剤
6. ホワイトニング用シェードガイド
7. 記録用紙（ホワイトニング用カルテ）
8. 患者提示用の料金表
9. 確認事項が記載された同意書

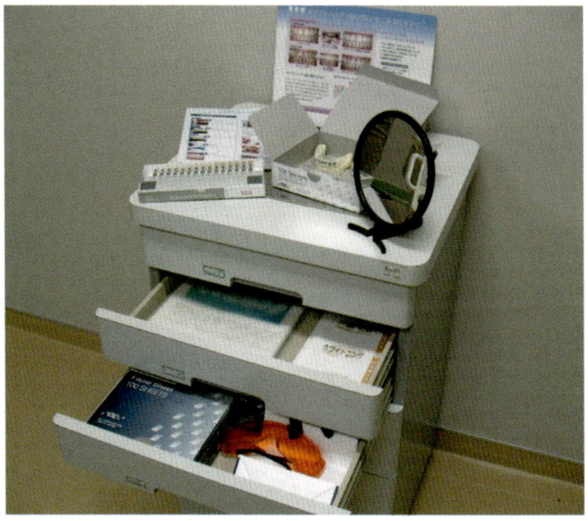

図 3　カウンセリング・コンサルテーションの準備
カウンセリング・コンサルテーション用ツールは，カウンセリングルームなどにまとめて設置しておくと便利である．

それぞれの場面で患者の置かれた状況や心理状態が異なるため，各タイミングにおける患者の立場に立った適切なカウンセリング・コンサルテーションを行うよう心がける．

カウンセリングとコンサルテーションの準備

特に「初診時カウンセリング」の際は，患者が落ち着いた場所でゆっくりと話ができるように，個室のカウンセリングルームで行うのが理想的であるが，診療室の構造上無理な場合は，できるだけ他の患者と距離をとるように配慮する．また，ホワイトニングに関して記載されているパンフレットや，ホワイトニング術前・術後の比較ができる症例写真などを準備しておき，患者説明用のツールとして用いると便利である．患者提示用の料金表などもあらかじめ準備しておくと，スムーズにカウンセリング・コンサルテーションを進めることができる（**表 1**）．これらのツールの準備は毎回患者ごとに行うのではなく，カウンセリングルームなどにまとめて設置しておくと便利である（**図 3**）．

カウンセリングとコンサルテーションの実際

1．初診時カウンセリング➡主訴の理解と共有

初診時カウンセリングは，患者がホワイトニングを希望して来院した際に歯科衛生士が最初に行う重要な役割の一つである．患者の訴えや要望をしっかり聞きとるとともに，患者との信頼関係の構築を図ることが目的となる（**図 4**）．

(1) 問診による主訴の把握・共有

初診時カウンセリングでは，まず問診によって主訴，すなわち患者がどのような悩みや訴えをもっているのかを歯科衛生士が十分に理解し，患者と共有することから始まる．そして現病歴，白さへの希望，治療期間や来院間隔などの制約事項の有

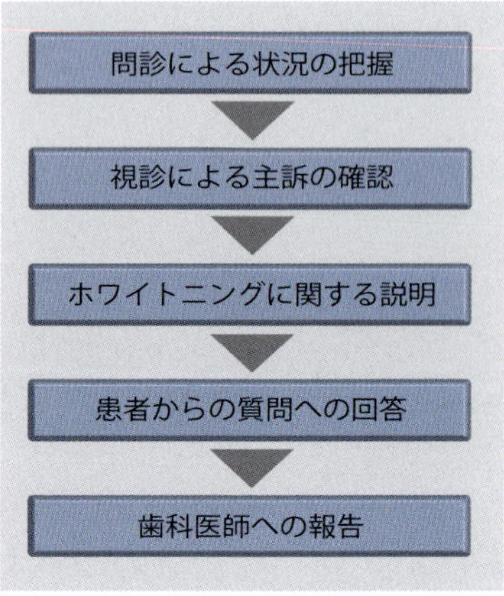

図 4　初診時カウンセリングの流れ

表 2　初診時カウンセリングにおける問診内容

1.	主訴	（どのような悩みや訴えをもっているか）
2.	現病歴	（いつ頃から気になっていたか）
3.	希望	（どの程度の改善を期待しているか）
4.	ホワイトニング経験の有無	
5.	制約事項の有無	（治療期間，来院間隔，費用など）
6.	その他	（全身の健康状態，嗜好品，喫煙など）

無，過去のホワイトニング経験の有無，そのほか全身の健康状態，嗜好品，喫煙の有無などについても把握しておく（**表 2**）.

一般歯科診療用とは別に，ホワイトニング専用の問診表などを用意しておき，あらかじめ患者自身に記入してもらうことによっても，その後のカウンセリングをスムーズに進めることができる．問診表の記載内容をもとに，歯科衛生士が直接患者と向き合って悩みや訴えを詳しく引き出し，「解決してあげたい」と思う気持ちをもつことが大切である．

(2) 視診による主訴の状況の確認

問診の後に簡単な視診を行って，主訴の状況を確認する．

患者が歯を白くしたいと考えている原因が，エナメル質表面の外因性着色によるものなのか，加齢による黄ばみやテトラサイクリン系変色歯などのような内因性変色によるものなのか，歯髄失活による単独歯の変色によるものなのか，修復物や補綴装置と天然歯との色のギャップによるものなのか，または正常範囲内であるがさらなる白さを求めているのか，確実に判断する．顔全体が映る程度の手鏡などを利用して，患者とともに確認する姿勢が大切である．しかし，最終的な診断は歯科医師が行うわけであるから，この時点で断定的な話をしないよう注意が必要である．

(3) ホワイトニングの説明

患者の訴えや状況がしっかりと把握できたなら，次にホワイトニングに関する説明に入る．オフィスホワイトニングとホームホワイトニングの特徴，歯質への影響，治療にかかる時間，回数，期間，費用，副作用，色調の後戻りの可能性，メインテナンスとタッチアップの必要性などについてわかりやすく説明する．また，患者がホワイトニングに対して過剰な効果（白さ）を期待しているのであれば，ホワイトニングによる色（色彩，色調）の改善には限界があることを説明し，その他の歯を白くする手段として，ラミネートベニア修復やオールセラミッククラウンによる補綴処置など，ホワイトニング以外の審美歯科治療についても提示しておく必要がある．

ホワイトニングに関する説明の中で，患者から具体的な質問が出ることが予想される．これらの質問に対しては適宜ていねいに答えていくが，自ら判断できない質問内容に関しては，あいまいな回答をせずに必ず歯科医師に確認して明確にしておくことが大切である．患者が誤った理解をしたまま施術を開始すると，後々トラブルの原因となるので注意する．特に，他院ですでにホワイトニング経験のある患者の場合は，効果への疑問や後戻りに対する不満，知覚過敏症状による不快感など，ホワイトニングに対してネガティブなイメージをもっている場合があるので，十分なカウンセリングにより不安・疑問を取り除くことが必要である．

(4) 歯科医師への報告

以上の初診時カウンセリングが終了したら，歯科医師に患者の主訴および状況の詳しい報告を行う．歯科医師の検査・診断により適切な処置方針が提示され，患者の同意を得て施術の有無を決定する．

患者がそれまでその歯科医院において一般の歯科治療を行ってきたうえでホワイトニングに移行する場合であれば，それまでの対応の過程で歯科医師・歯科衛生士と患者との信頼関係も確立しており，患者の訴えや状況も十分把握できているであろうから，上記のカウンセリングプロセスを適宜省略することが可能である．しかし，初診で歯科医院を訪れて歯のホワイトニングを希望する患者の場合は，適切な初診時カウンセリングによって患者の悩みを歯科医師・歯科衛生士が理解し共有することが，その後の治療をスムーズに進めトラブルを回避することにもつながるはずである．

2．術前コンサルテーション➡注意事項の確認と色彩改善目標の共有

ホワイトニングを行うことが決定したら，施術するホワイトニング法に関する具体的な説明を行う．オフィスホワイトニングでは，術者サイドですべてのプロセスを進めていくため，処置の流れをおおよそ説明すればよいが，ホームホワイトニングの場合は，診療室外で患者自身が実際に行う手順の説明となるため，歯科衛生士がカスタムトレーとホワイトニング剤を用いて「やって見せる」ことにより患者の理解を十分に得ることが大切である（**図 5**）.

また，ホワイトニング期間中の注意事項（術後数時間の飲食制限，喫煙の制限など）や，副作用（知覚過敏症状や歯肉疼痛など）発生時の対処法についてもていねいに説明することにより，患者の施術前の不安を和らげることができる（**表 3**）.患者からの質問に関しては随時ていねいに答えながら進めることはいうまでもない．

通常は確認事項が記載された同意書を準備し，患者への説明の後に署名してもらい，術者・患者双方が一部ずつ保管する（**図 6**）.

術前コンサルテーションでは，患者と術者側との色彩改善の目標を一致させることも重要である．初診時カウンセリングの際にすでに患者の希望する白さを確認しているが，ここではホワイトニング用シェードガイドなどを用いてより具体的に目

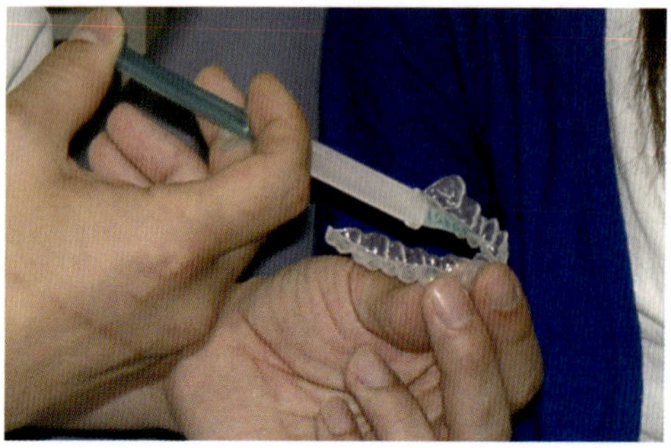

図5　ホワイトニング方法の説明

ホームホワイトニングの場合は，歯科衛生士が実際にホワイトニングトレーとホワイトニング剤を用いて患者に手順を見せるなどして，十分に理解を得ることが大切である．

表3　術前コンサルテーションにおける確認事項

1. ホワイトニングの効果には個人差があるため，希望どおりの白さにならない場合もある．
   → ホワイトニング終了後に再度相談
2. ホワイトニングによって知覚過敏症状や歯肉疼痛が起こる場合がある．
   → 事前の指示に従って対処すること
3. ホワイトニング直後少なくとも2～3時間は着色性，酸性の飲食物を控える．
4. ホワイトニング期間中の喫煙は控える．
5. 修復物や補綴装置はホワイトニングされない．
   → ホワイトニング後に周囲の色に合わせて再治療が必要となる場合がある．
6. 色の後戻りの可能性がある．
   → 定期的なメインテナンスとタッチアップが必要．

歯科ホワイトニング治療に関する説明および同意書

患者＿＿＿＿＿＿＿＿様に必要な治療について下記の通り説明致しました。

令和　　年　　月　　日

明倫短期大学附属歯科診療所　　　歯科医師＿＿＿＿＿＿＿＿印

歯科衛生士＿＿＿＿＿＿＿＿印

私は、今後行われる予定の治療内容および医療費について、担当者から説明を受け理解しました。
ついては、以下の実施に同意します。

患者氏名　　　　　　　　印

1．診　断
□着色歯　□有髄変色歯　□無髄変色歯　□正常範囲内　□その他（　　　　　）

2．術前状態
ホワイトニング対象歯

術前シェード＿＿＿＿　（部位：　　）
特記事項（　　　　　　　　）

3．ホワイトニング方法
□ オフィスホワイトニング　□ ホームホワイトニング
□ トータルホワイトニング　□ ウォーキングブリーチ
□ その他（　　　　　　　）

4．使用薬剤
□ ティオン　オフィス（23%HP）　□ Opalescence Endo（35％HP）
□ ＺＯＯＭ（25%HP）　□ 35％HP＋過ホウ酸ナトリウム
□ ティオン　ホーム（10%CP）　□ その他（　　　　　　）
□ Nite White ACP（　%CP）

5．料　金
□ ホワイトニング相談・診断料　　　　円
□ オフィスホワイトニング　　　　円（1回につき）
□ ホームホワイトニング　　　　円（シリンジ 4本、上下トレー）
（シリンジ追加：1本　　　円，トレー再製：片顎　　　円）
□ トータルホワイトニング　　　　円（オフィス 2回込み）
（シリンジ追加：1本　　　円，トレー再製：片顎　　　円）
□ ウォーキングブリーチ　　　　円（1歯1回につき）
□ 経過観察・メインテナンス料　　　　円（1回につき）
□ その他（　　　　　　）　　　　円

6．治療にあたっては、以下の事項についてご理解、ご協力下さい。また、ご不明な点はお気軽に診療所までお尋ね下さい。

◆控えて頂く事
1）ホワイトニング中はコーヒー、紅茶、赤ワイン、カレー、レモン等色の濃い飲食物をなるべく控えて下さい。もしくは、着色しそうな物を摂った際は早めにブラッシングをして下さい。
2）喫煙はホワイトニング効果を激減させます。必ず禁煙を心掛けましょう。

◆歯の詰め物や差し歯などはホワイトニングすることが出来ません。
ホワイトニング終了後に、周囲の歯の色に合わせて再治療することをおすすめします。

◆ホワイトニング期間中の痛みについては個人差があります。（歯のズキっとした痛み、冷たい物・熱い物にしみる、歯ぐきのピリピリ感や白くなる等）
□オフィスホワイトニングの場合 ⇒ すぐに歯科医師または歯科衛生士にお知らせ下さい。
□ホームホワイトニングの場合 ⇒ すぐに使用をやめ、よくうがいをし、歯科医師または歯科衛生士の事前の指示に従って下さい。心配な場合は、いつでも診療所にご連絡下さい。
□ウォーキングブリーチの場合 ⇒ よくうがいをし、診療所にご連絡下さい。

□ホームホワイトニング剤使用方法
1. カスタムトレーにホワイトニング剤を入れる。（指示された量を厳守）
2. 歯列にカスタムトレーを装着する。（指示された時間を厳守）
3.（終了後）トレーを外しよくうがいをする。
カスタムトレーはよく水洗いをし、トレー内に薬剤が残らないようにして保存する。
※使用中にカスタムトレーからはみ出たホワイトニング剤は、ティッシュ等で拭き取って下さい。
※カスタムトレーに穴が空いた時は、使用を中止し、診療所にご連絡下さい。
※1～2週間に1回の経過観察はとても大切です。必ず来院して歯科医師の診察を受けて下さい。
※ホームホワイトニングを終えるまでにセット分のシリンジ本数を超えた場合は追加購入となりますのでご了承ください。濃度の変更はホワイトニング開始後でも可能ですので、お気軽にお申し出下さい。

◆ ホワイトニングが終了した後は、個人差はありますが、歯の色が後戻りする場合があります。
歯の白さを保つためにおおむね3～6ヶ月に1回の間隔でのクリーニング（メインテナンス）と、6ヶ月～1年ごとのタッチアップ（短期再ホワイトニング）の必要があります。その際には、タッチアップ料および薬剤料がかかりますのでご了承ください。いつまでも白く輝く歯を保つために、定期的なメインテナンスとタッチアップをお勧めします。
また、ホームホワイトニングでは、カスタムトレーを紛失した場合や合わなくなった場合には、トレー再製料がかかりますのでご了承ください。

◆ 患者様のご都合・ご判断によりホワイトニングを中断・終了し、最終受診日から3ヶ月以上経過して再度ホワイトニングを開始する場合には、改めて診断から行うこととなり、料金も通常通り発生します。どうしてもご都合がつかない等の事情がありましたら、お気軽にご相談下さい。

図6　ホワイトニング同意書の例

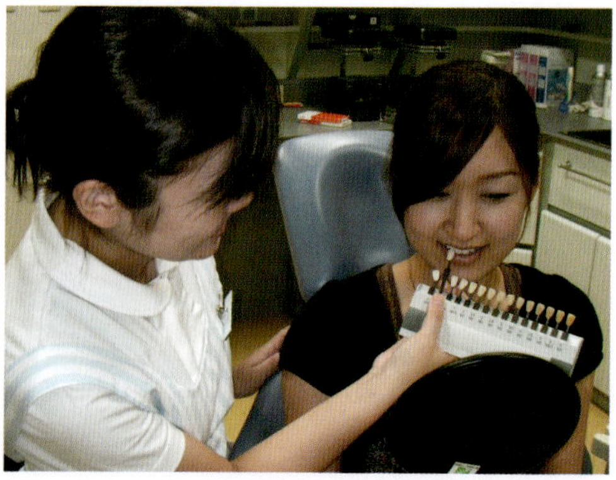

図7　術前コンサルテーションの様子

ホワイトニング用シェードガイドなどを用いて患者と術者側との色彩改善の目標を一致させる．

（本人の了解を得て掲載）

標を設定し，ゴールを目指して患者と歯科衛生士が共に歩む姿勢を作り出すようにするとよい（**図7**）.

3．術中コンサルテーション➡満足度の確認と不安の緩和

術中コンサルテーションは，患者が不安や不満なくホワイトニングを継続していけるようアドバイスすることが目的となる．オフィスホワイトニングであれば各回のホワイトニング終了時に，ホームホワイトニングであれば経過観察のための来院時に行う.

まず患者の現時点でのホワイトニング効果に対する満足度を確認する．術者側からみて経過が良好だとしても患者は不満に思っていることがあり，そのまま術者の一方的な判断で処置を進めていくと，両者の開きがしだいに大きくなり，最終的に患者の満足が得られないまま処置を終了することになる.

特にホワイトニング期間中，患者は毎日のように自分の歯の色を鏡で確認する傾向があるため，実際にかなり白くなっていても変化がわからなくなることがしばしば生じる．このため，術中コンサルテーションの際は，ベースライン時（初診時またはホワイトニング開始前）の画像やシェードなどの記録を準備し，常に現状との比較を行えるようにしておくことが大切である．ホームホワイトニングの場合であれば，上下顎同時にホワイトニングせず，上顎から開始して下顎との色の差をはっきり確認できるようにしておくと，患者も効果の発現がわかりやすい.

また，ホワイトニングによる副作用や不快事項が発生していないかを問診により確認する．ホワイトニングに伴う副作用として最も多いのが術中や術後に生じる知覚過敏症状である．その他にも薬剤漏洩による歯肉疼痛や，ホームホワイトニングの場合ではカスタムトレー装着によるストレスや顎関節症状などを訴える場合がある．これらのトラブルがないかを確認し，対処方法についても再度アドバイスを行って患者の不安を和らげることが大切である.

ホワイトニングが進むにつれて，既存の修復物や補綴装置との色彩の不調和を訴え始める患者もいるが，ホワイトニング終了後に天然歯の色彩が落ち着いたところで再治療に移行するようにアドバイスする.

4．術後コンサルテーション➡メインテナンスへの誘導

ホワイトニング終了時には，患者が効果に満足感をもっているかどうかを確認する．患者は術前の状態を覚えていないことが多いので，ベースライン時の画像やシェードなどの資料を用いて最終的なホワイトニング効果を説明するとよい．そして，獲得した白さを維持するための定期的なメインテナンスとタッチアップの必要性を十分説明し理解してもらう.

患者ごとに適切なメインテナンス間隔を設定し，お知らせの方法やアポイントの取り方について確認しておくことも必要である．また，ホワイトニングをきっかけに，口腔内の健康についても関心をもってもらうようコンサルテーションによって

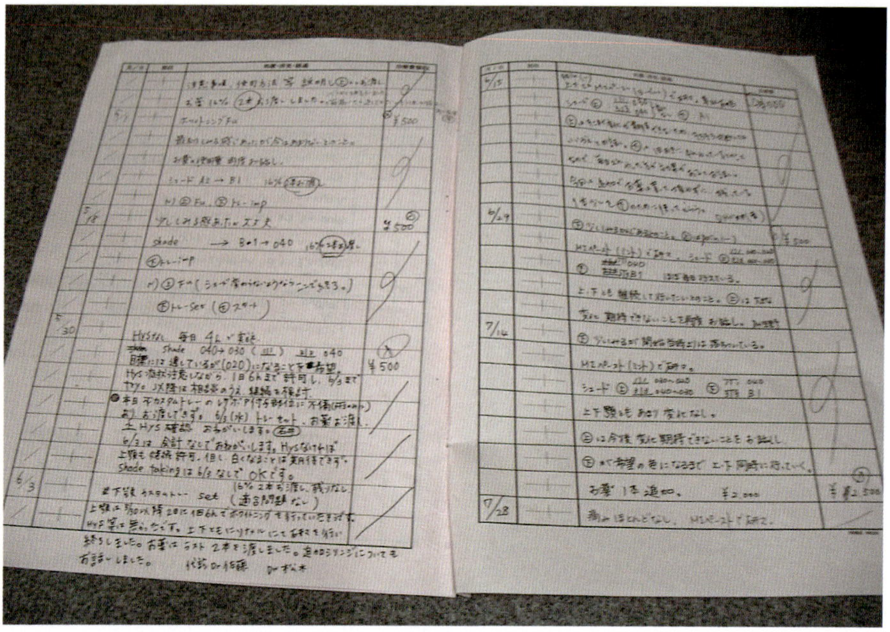

図 8　カウンセリング・コンサルテーションの記録
ホワイトニング専用の記録用紙（ホワイトニング用カルテ）を準備し，処置の内容と経過，測色の結果，メインテナンス，タッチアップなどについて記録する．

誘導することも，歯科衛生士としての大切な役割である．

患者が効果に満足していない場合には，ホワイトニングによる色彩改善の限界を再度説明し，患者がホワイトニングに対してネガティブなイメージを抱かないよう注意する．患者がさらなる白さを希望するのであれば，歯科医師の判断によりラミネートベニア修復や補綴処置などに移行することも視野に入れてコンサルテーションを行う．

カウンセリングとコンサルテーションの記録

歯科衛生士はカウンセリングとコンサルテーションによって患者からさまざまな情報を得ることになるが，これらの情報は詳細に記録しておくことが大切である．初診時にはそれほど重要と思わない事項でも，処置が進むにつれてたいへん役立つ情報となることが少なくない．また途中で担当者が変わった場合でも，記載内容を参考にスムーズな引継ぎが可能となる．

これらの記録のために，ホワイトニング専用の記録用紙（ホワイトニング用カルテ）を作成・準備しておくとよい．患者への問診から得た情報とともに，処置の内容と経過，ベースライン時や経過観察時に記録したシェードと測色結果，メインテナンスとタッチアップの記録なども記載できるようにすると，一連の治療経過がすぐに把握できるので便利である（**図 8**）．

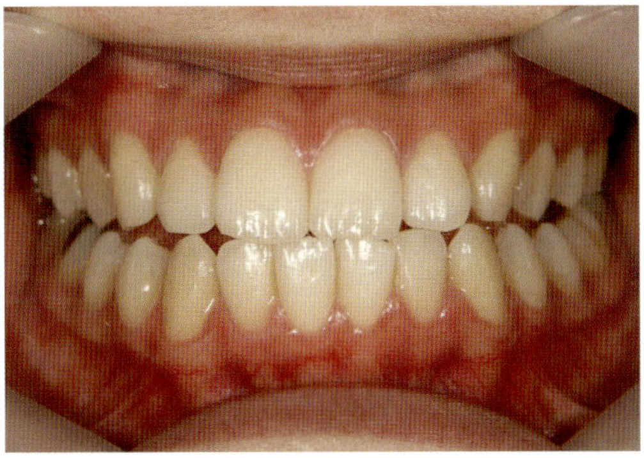

A：ビタシェード A2 であるが，患者はホワイトニングを強く希望している症例.

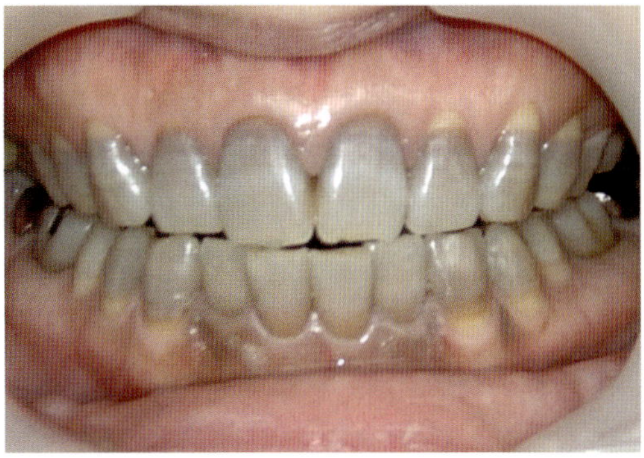

B：重度テトラサイクリン系変色歯であるが，患者は治療を考えるほど気にしてはいない症例.

図 9　さまざまな患者心理
術者側の歯科医学的判断と患者の感情とは必ずしも一致するとは限らない.

カウンセリングとコンサルテーションにおける留意点

カウンセリング・コンサルテーションを行うにあたって常に留意しておくべき点は，術者側の歯科医学的判断と患者の感情とは必ずしも一致するとは限らないということである（**図 9**）.

たとえば，ビタシェード A2 程度で審美的に何ら問題のない患者でも，わずかな黄ばみが気になってホワイトニングを強く希望する場合がある（**図 9-A**）．このような患者に対して術者側は「ホワイトニングする必要はない」と決めつけるのではなく，患者がどのような悩みをもっていてどうなりたいかを聞き出し，問題を解決するためにホワイトニングを治療の選択肢として検討すべきである.

逆に，重度テトラサイクリン系変色歯患者にもかかわらず，本人が審美的に全く気にしていない場合もある（**図 9-B**）．このような患者に「重度変色歯であるから治療したほうがよい」と直接的な表現で言及することは避けるべきである.

術者側の一方的な思い込みの治療・施術にならないようにするために，カウンセリングやコンサルテーションにおいて患者の訴えに「傾聴」し「共感」する姿勢を忘れないように留意する.

そして，良好な治療結果に対して患者とともに喜び合う関係を築くことができるように心がけることが大切である.

2 ホワイトニングにおけるメインテナンス

土屋和子・北原信也

ホワイトニングにおけるメインテナンスの位置づけ

ホワイトニング治療におけるメインテナンスは，これが行われる時期を考慮して

・ホワイトニング実施中および実施直後における知覚過敏などの**“感覚的な問題への対応”**

・実施後数カ月にわたる**“色調の後戻り（再着色）への対応”・“色調のコントロール”**

という２つの要件を軸として考えるとよいだろう．

すなわち，“感覚的な問題への対応”としてのメインテナンスには，ホワイトニングを行っている期間に生じるであろう知覚過敏や口腔軟組織のトラブルへの対応が，“色調の後戻り（再着色）への対応”・“色調のコントロール”としてのメインテナンスには，PTC，食事とセルフケアに関する指導，リコールおよびタッチアップに関する指導などが挙げられる．

ホワイトニングを快適に行うとともに，得られたホワイトニング効果を持続させるためにも，適切なメインテナンスが重要となる．

感覚的な問題（知覚過敏・疼痛）への対応

ホワイトニングの術中・術後にしばしば発生する感覚的な問題の代表的なものに，知覚過敏症状があり，オフィスホワイトニングにおいてもホームホワイトニングに

Column　ホワイトニングにおける“メインテナンス”の意義

メインテナンスとは，整備・維持・保守・点検・手入れなどの意味で使われている言葉である．メインテナンスによって，欠陥を早期に発見したり寿命を伸ばしたりすることが可能とされている．

これをホワイトニングのメインテナンスに当てはめてみると，“感覚的な問題への対応”とは「ホワイトニングによって生じた口腔軟組織の炎症や知覚過敏などの問題を解決する」ことであり，“色調の後戻り（再着色）への対応”・“色調のコントロール”とは「ホワイトニング治療によって得られた歯の白さは，時間とともに唾液中の有機色素が，エナメル質表面やエナメル小柱の間隙に浸透することによって後戻りを生じる．しかし，タッチアップを行うことによって白さを維持（色調コントロール）することができる」ことと理解することができる．

（土屋和子）

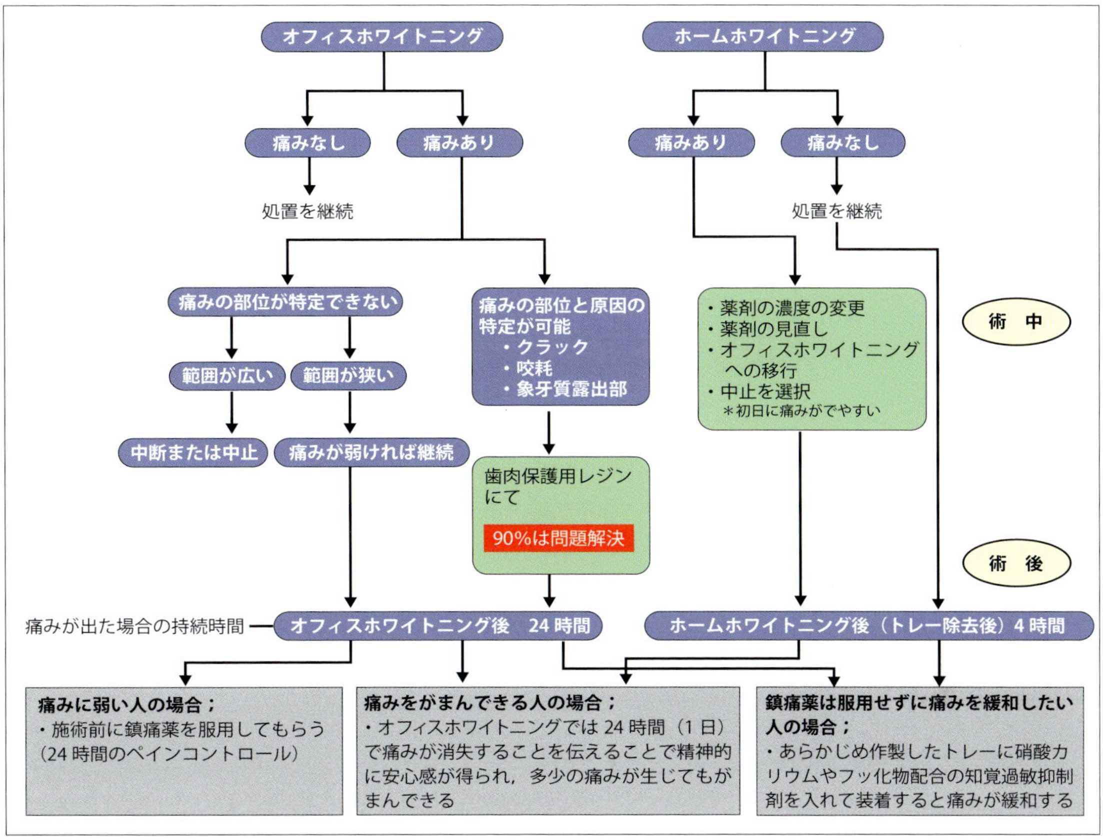
オフィスホワイトニング
ホームホワイトニング
痛みなし
痛みあり
痛みあり
痛みなし
処置を継続
処置を継続
痛みの部位が特定できない
痛みの部位と原因の特定が可能
・クラック
・咬耗
・象牙質露出部
・薬剤の濃度の変更
・薬剤の見直し
・オフィスホワイトニングへの移行
・中止を選択
＊初日に痛みがでやすい
術 中
範囲が広い
範囲が狭い
中断または中止
痛みが弱ければ継続
歯肉保護用レジンにて
90%は問題解決
術 後
痛みが出た場合の持続時間
オフィスホワイトニング後 24時間
ホームホワイトニング後（トレー除去後）4時間
痛みに弱い人の場合；
・施術前に鎮痛薬を服用してもらう（24時間のペインコントロール）
痛みをがまんできる人の場合；
・オフィスホワイトニングでは24時間（1日）で痛みが消失することを伝えることで精神的に安心感が得られ，多少の痛みが生じてもがまんできる
鎮痛薬は服用せずに痛みを緩和したい人の場合；
・あらかじめ作製したトレーに硝酸カリウムやフッ化物配合の知覚過敏抑制剤を入れて装着すると痛みが緩和する

図1　ホワイトニングの術中・術後に痛みが発生した場合の対応

おいても発生しうるものである．詳細については，Part1-1-6)（19頁～）を参照されたい．

いずれの場合も唾液の分泌を促すことが効果的であり，唾液の効果を積極的に応用することがその予防には大切である．唾液分泌の促進にはガムをかむことも効果的である．シュガーレスのガムをかむことを励行するのも効果的と考えられる．また，唾液腺のマッサージや舌の運動によって唾液腺に刺激を与えるのも効果的であり，これによって患者には口腔の機能も理解してもらえるはずである．

ホワイトニングの術中・術後に痛みが発生した場合に行う対応の系統図を**図1**に示す．

1．オフィスホワイトニングの場合

1）歯の知覚過敏への対応

オフィスホワイトニングでは，過酸化水素を主成分とする薬剤を使用することで一時的に歯が脱水症状を起こし，痛みとして感じることがある．歯質が脱水状態から回復することによって痛みは消失するものであることを患者に理解してもらう必要がある．

痛みに過敏な患者も多いことから，その対応には細心の注意を払うべきである．さらにこれを防止するための歯面歯質の強化法として，高濃度なフッ化物の塗布や，CPP-ACP含有ペーストの塗布などを行う．

また，脱水状態の早期回復のための水分補給として，唾液の分泌を促進させることが重要であることを強調したい．唾液にはリン酸イオンやカルシウムイオンが含有されていることから，歯面性状の安定を促進するため，上述のようにシュガーレスのガムをかんでもらったり，唾液腺の刺激を行うとともに，保湿薬を用いることが有効となる症例もある．

2）口腔軟組織の炎症への対応

オフィスホワイトニングにおいては，術中に過酸化水素を歯肉や粘膜に付着させてしまうと，歯肉を白化させるとともに疼痛を生じる．この疼痛は一過性で1日経過すれば消失するものであるが，過酸化水素が付着したら直ちに水洗し，消炎効果のある口内炎薬を用いるとよい．

いずれにしても，患者自身が不安と感じている事象を適切に解決することが，スムーズなホワイトニング処置につながることを十分に理解して，不快事項に対してはその対処法を講じることを心がける．

2．ホームホワイトニングの場合

ホームホワイトニング実施中に歯の知覚過敏症状が発現した場合，施術時間を短縮したり，施術の間隔を長くするなどの指導を行う．たとえば，一日のカスタムトレー装着時間が2時間であれば，1時間や30分に短縮する．また，カスタムトレー装着の間隔を1日おき～数日おきにするなど，余裕をもってホワイトニング効果を浸透させていくことをすすめる（Part 1-1-6）;19頁～およびPart 2-3;44頁～参照）．

また，カスタムトレーを外したら洗浄して，その中にフッ化物を含有するジェルやペースト，CPP-ACPを含有するペーストなどを入れ，約10分間装着する．ジェルやペーストが歯面に密着することで，再石灰化の効果が高まると同時に保湿効果が高めるため，痛みが緩和される．

Column ホームホワイトニングの施術時間

ホームホワイトニングにおけるホワイトニング剤の使用時間は，厚生労働省による認可の際に一日2時間と定められているが，これは商品名である「歯面清掃補助材」として使用する場合であり，実際のホワイトニング効果を期待するには，この時間内では難しい．

一方，アメリカではオーバーナイト（就寝時）の使用が基本となっているので，ホームホワイトニングの施術時間については，今後議論されることになるだろう．

（北原信也）

表1　再着色の原因となりやすい食品など

飲食物	コーヒー，緑茶，紅茶，コーラ，赤ワイン，カレー，キムチ，チョコレート，イカスミ，色の濃い野菜（ほうれん草，春菊など） 柑橘類 その他
口腔ケア用製品	リステリン，コンクールなどの洗口液 フッ化第一スズを含む歯磨剤
無機物	マグネシウム，リン，鉄，亜鉛，マンガン，その他

オフィスホワイトニング後のケアに関するお願い

歯の表面を覆っている被膜（ペリクル）はクリーニングやホワイトニングで除去され，12時間から24時間かけて再生されます．再生するまでは色の濃い食べ物，飲み物は控えて下さい．

※オフィスホワイトニング後24時間は禁煙してください※

オフィスホワイトニング後24時間は避けたほうがよいもの

コーヒー　紅茶　日本茶	ヤキソバ　カレーライス　スパゲッティ
焼肉　やきとり	みそ・醤油ラーメン
コーラ　赤ワイン	醤油　からし　わさび
ジュース類	チョコレート　大福
きゅうり，トマトなどの色の濃い野菜	ぶどう，イチゴなどの色の濃い果物
口紅	色つきの歯磨き粉　うがい薬

オフィスホワイトニング後24時間以内に口にしてよいもの

水	パン
牛乳　ヨーグルト　チーズ	フライドポテト　ポテトチップス（塩味）
白ワイン　色の薄いビール	米　お粥
鶏肉	とんこつ，塩・バターラーメン
ナッツ類	カルボナーラなどのホワイトソース
白身魚（醤油なし）	貝柱　えび　しらす
大根　里芋	お吸い物　白味噌汁

ご不明な点がございましたら遠慮なくお問い合わせ下さい

図2　オフィスホワイトニング後の患者に渡す飲食物などに関する注意点一覧（ノブデンタルオフィス）

“色調の後戻り（再着色）への対応”・“色調のコントロール” の進め方

1．オフィスホワイトニング後のメインテナンス

ホワイトニング直後は歯面に有色色素が付着しやすい状態になるため，施術後24時間は，着色しやすい飲食物の摂取や喫煙，うがい薬などの使用を禁止する必要がある（**表1，図2**）．

その後，1～2カ月後に来院してもらい，色調の安定を確認する．タッチアップ（追加ホワイトニング）は通常6カ月ごとに行うことで色調を維持することができるとされている．ただし，タッチアップの時期は，患者の嗜好品によっても異なり，患者が色のついた食事をよく摂るのであればもう少し期間を早めるとよいだろう．この場合の目安は3～4カ月ごとである．

2．ホームホワイトニング後のメインテナンス

ホームホワイトニングは，患者が望む白くしたいというゴール（色調の到達）まで継続するものなので，その間はオフィスホワイトニングと同様に，着色しやすい飲食物の摂取や喫煙，うがい薬などの使用については注意を促すようにする．

ホームホワイトニング終了1～2カ月後に来院してもらい，色調の安定を確認することも大切である．通常ホワイトニング後の1カ月で平均1.8シェードダウンするとされていることから，症例によっては，毎月定期的に3～5日（2シェード戻

すのに約３～５日のタッチアップ期間が必要）のメインテナンスタッチアップを行い，色を維持することも少なくない．少なくとも３～６カ月ごとには来院してもらい，歯科医師・歯科衛生士によるチェックを受けることがホワイトニング効果を維持するとともに，患者の口腔内の健康を維持するという観点からは重要となる．

メインテナンスにおけるPTC

ここでは，ＰＴＣを「専門家による歯面清掃」としてとらえたいと考える．ホワイトニング後のメインテナンスにおけるＰＴＣは，再着色しにくい環境を作ることが目的であり，だからこそ専門家の“目”が必要なのである．

研磨力の小さな仕上げ用の歯面研磨剤をラバーカップやラバーコーンを用いて，低速回転（1,000 回 / 分程度）で軽いタッチで行うのがポイントである．ラバーカップは歯面に押し付けるのではなく，当てたり離したりを繰り返しながら正回転方向（右側）に移動させる．そうすることで，歯面を傷つけることなく再着色しにくいつやのある歯面を仕上げることができる．歯面清掃は汚れを除くことが重要であり，歯面を削除することはあってはならない．

ここで注意したいのは，歯面研磨剤の研磨力である．RDA（象牙質損耗値）表示はメーカーによってとらえ方が異なるので，クッキングホイルやプラスチックの下敷きなどを用いて傷のつき方を自分で調べるとよいだろう．これは，歯科衛生士としての“腕”のみせどころでもある．臨床的な知見を実際のものとして体感することも，臨床においては重要となる．

ホワイトニング後，時間を経たメインテナンスでは，歯面に付着したプラークや歯石，タバコのタール，そして飲食物やうがい薬などの色素を機械的に除去する．この際大切なのは，対象になる付着物を見極めることである．そして，沈着物だけを最小限の侵襲で除去することである．付着物がない歯面を，付着している歯面と同様に研磨をする必要はないのである．

術後の食事・セルフケア指導

1．食事・禁煙指導

う蝕や歯周病の治療におけるメインテナンスの意義は，「治療によって得られた健康な口腔環境の維持と，新たなう蝕や歯周病の早期発見およびその予防」といえよう．ホワイトニングにおいては，獲得した歯の白さを長期にわたって維持することがメインテナンスの意義の一つとなるが，これは必ずしも実現可能とはいえない．

すなわち，飲食物の色素成分が食事などによって唾液中に混合され，さまざまな色素成分がエナメル小柱あるいは微小亀裂などの間隙に浸透してやがて蓄積されていくことによって，「非常にゆっくりではあるけれど，歯の色は必ず後戻り（再着色）する」のである．白い歯を維持するために厳格な飲食制限を行うことは，食事や嗜好の楽しみを奪うことになるので，**図２**のような食事に関する指導は，歯質に色素が取り込まれやすいホワイトニング直後に実施し，オフィスホワイトニングでは施術後24時間，ホームホワイトニングではホワイトニング実施期間以外は，注意を促す程度でよいだろう．

しかし，タバコのタールは着色が強く，除去する際に歯質表面を傷めてしまう可能性もある．歯周病予防や健康のためにも積極的に禁煙を勧めたいものである．

2．セルフケア指導

ホワイトニング治療後のセルフケアで注意すべきものの一つに，歯磨剤の選択があげられる．不用意な歯磨剤の選択は，歯質表面を傷つけることにもなり，あるいは着色の原因をつくることにもなりかねないのである．また，洗口液の使用に関しても，その成分が歯質に対する着色性を有する可能性が指摘されている商品もあることから，指導するわれわれもその知識を十分に得るべきであろう．

もちろん，プラークや歯石が沈着した場合，プラークや歯石に色が沈着する．セルフケアによってプラークフリーにすることが重要であることはいうまでもない．

リコールのタイミング

ホワイトニング終了後に，どのタイミングでリコールしてメインテナンスを行うのかは，患者個々において臨機応変な対応になる（**図3**）．これは，ホワイトニング効果に対する患者の満足度という心理的背景が大きく関与するためでもある．

もちろん術者側としても，ホワイトニングによって獲得した色調を維持するためには，タッチアップが必要な時期を予測することが必要となる．再着色の程度は，飲食物の摂取や喫煙などの習慣，唾液の性状などによっても異なるので，タッチアップ時期も個々で違ってくる．

通常は，ホワイトニング終了後1～2カ月で状態を確認し，次は3～4カ月後，その後は6カ月後にリコールする．

タッチアップ時のポイント

1．補綴・修復歯と天然歯が混在する場合

補綴・修復歯と天然歯が混在する場合に，ホワイトニングが補綴・修復の初期治療の一環として行われた場合，色が変化しない修復歯に対して色調が後戻りして天然歯の色が目立つようになると，タッチアップが必要になる．1歯単位で施術ができるオフィスホワイトニングが簡便であるが，ホームホワイトニングでも可能である（1～2週間）．このような視点からは，修復歯の色調はタッチアップのための指標となるといえる．

ホワイトニング実施後6カ月～1年以内であれば，多くの場合1回のオフィスホワイトニングの施術によって実施時の色調に戻すことができる．色調を継続して保ちたいときは1カ月に3日ほどホームホワイトニングを行うことで，持続した白さを保つことができる．

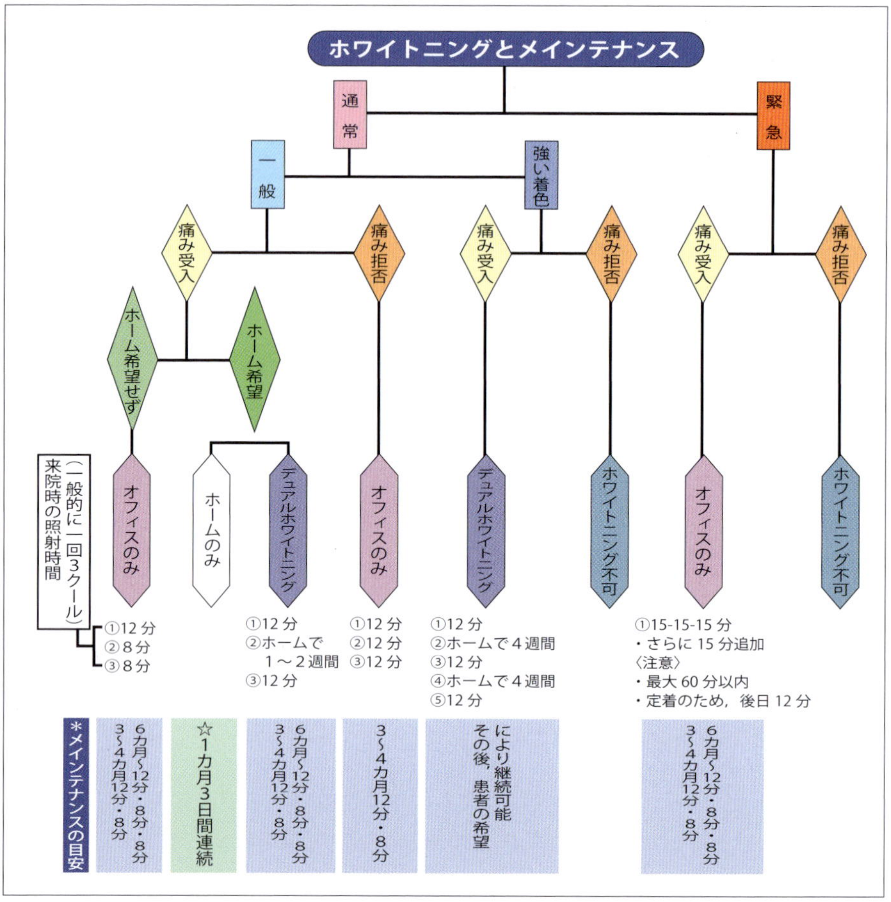

図3　メインテナンスの間隔と方法の一例

＊メインテナンスの目安：☆のみホームホワイトニングの場合の方法で，他はオフィスホワイトニング時の光照射時間．

2．補綴・修復歯を含まない場合

再着色の程度を比較することができないので，全体的な再着色を視覚的に判断したり，写真や彩色のデータ記録を参考にして判断する．もちろん，患者が歯の色調に関してどのような思いを抱いているかが最重要事項であることには変わりない．

オフィスホワイトニングも全体的に施術するが，上記と同様に術後6カ月～1年以内であれば，多くの場合1回の施術で色調を改善させることができるだろう．ホームホワイトニングも上記を参考に行う．

ホワイトニングの評価

ホワイトニングは“視覚的判断”によって評価される．そこには，患者の審美的欲求の高さや価値観が大きく影響する．医療者側にとっては，そのような患者の気持ちを汲んだうえで，天然歯のホワイトニング効果には限界があるということを患者に理解してもらうことが重要である．特に，重度な変色が先天的なものである場合は補綴処置が必要な場合があることも，メインテナンス時のカウンセリングの際に十分に伝え，患者の理解を促したい．

Part 4

ホワイトニングを成功させるためのクリニカルポイント

FAQ for Successful Clinical Tooth Whitening

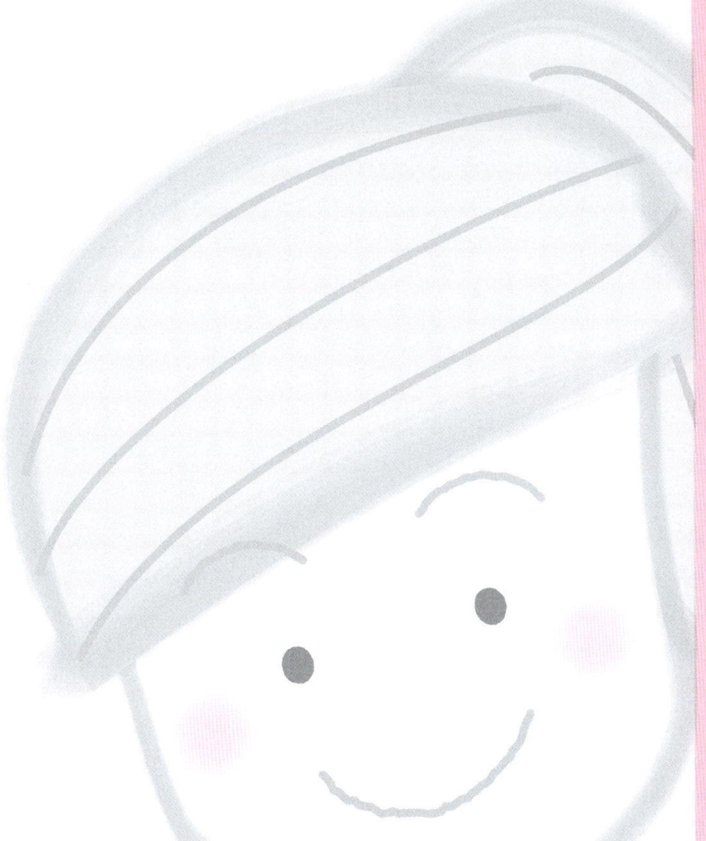

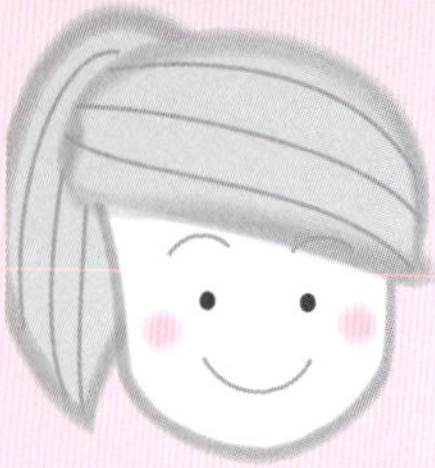

1 カウンセリングとコンサルテーションに関するクリニカルポイント

萩原沙織・北原信也

①年齢によるホワイトニング効果の違い

「年をとってもホワイトニングの効果はありますか？」

ホワイトニングの効果に影響する因子は多く「年齢」もその一つである．

高齢者の歯は若年者の歯に比べて明度が低く，着色度も高いのでホワイトニング効果が出にくいと思われがちだが，アメリカでも高齢者へのホワイトニングのアプローチは効果も高く，また白くなったことによる精神的な影響（若返り）も大きいといわれている（**図1**）．

理論的にも，蓄積した有機質成分（色の素になるもの）が経年的に着色を強くすることからも，高齢者へのホワイトニングの効果（有機質成分を分解）は高いと考えられる．ただし，歯の表面の荒れやクラックが多いことから，施術の難易度は若年者より高いと考えておいたほうがよい．

2～，14～頁

!Point! ホワイトニングに影響を与える因子
年齢因子，着色因子，歯の解剖学的因子，全身的因子（顔色，精神的因子）

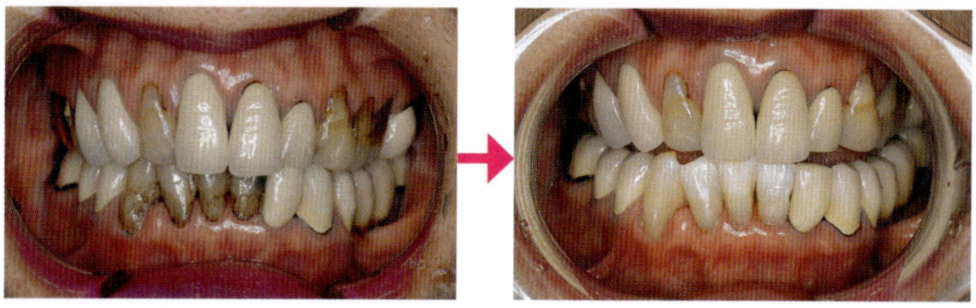

図1　高齢者へのホワイトニング例
患者は75歳女性．特に下顎前歯の変色を気にして来院．ホワイトニング後，「思いきり笑えるようになった」と喜んでクリニックを後にした．

②生活歯および失活歯におけるホワイトニング効果の違い

「失活歯でも生活歯でも同様のホワイトニング効果が得られますか？」

生活歯と失活歯は変色・着色のメカニズムや度合いが異なるため，生活歯を対象としたホワイトニングを同じ条件で行ったとしても，失活歯が生活歯と同様の効果を得ることは難しく（**図2**），必要に応じて失活歯についてのみウォーキングブリーチ法などの追加のホワイトニングを行う．

しかし，ゴールを決めたうえである程度までのホワイトニングであれば，失活歯であっても通常のホワイトニングの適応になる．

4～，14～，22～，50～頁

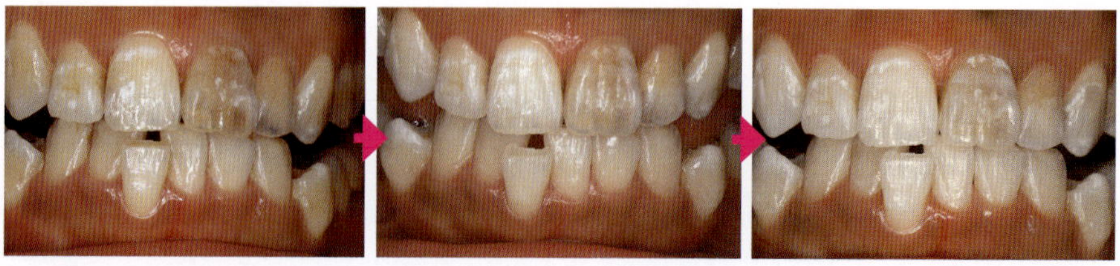

図2　失活歯へのオフィスホワイトニング例
|1 2 は失活歯で，特にエナメル質減形成もあり変色が目立つが，補綴・修復治療の予定だったため，通常のオフィスホワイトニングを行った．

③変色・着色の原因によるホワイトニング効果の違い

「変色・着色の原因の違いによってホワイトニング効果も違いますか？」

変色・着色の原因は，内因性のもの（薬によるもの，加齢，失活歯など）と，外因性のもの（飲食，喫煙，金属の溶出など）とに分類される．

内因性，外因性のどちらであっても，原因を除去したうえでホワイトニングを行えばその効果も期待できるが，特に内因性のテトラサイクリンなどによる着色や，外因性であっても金属の溶出によるものは，臨床でよく遭遇し，通常のホワイトニング法での効果が得にくく困難なことが多い（**図 3**）．

したがって，このような変色歯が存在する場合には，術前のカウンセリングにおいて，患者とともに目標とするシェードを設定し，期間・数種類のホワイトニング法のコンビネーション併用の必要性などを十分に説明しておくことが大切である．

14～, 19～, 50～, 56～頁

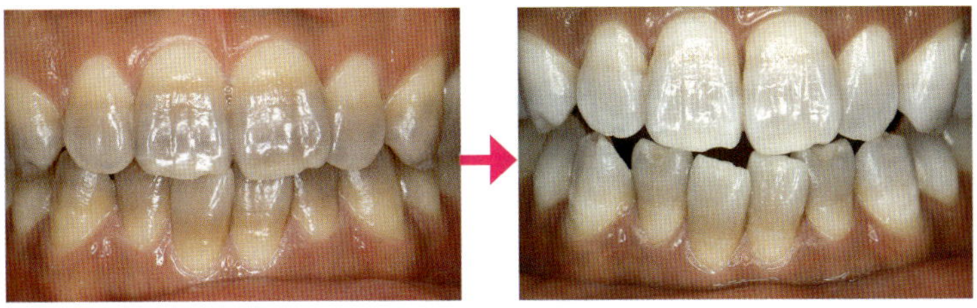

図３　重度テトラサイクリン系着色歯へのホワイトニング例
このような症例の場合，施術期間が長くなるばかりか，おかしくない色までは改善できるが，それ以上の効果を望むことは難しいといえる．

④ホワイトニング効果の持続期間

「ホワイトニングの効果はどれぐらいもちますか？」

ホワイトニング終了後 1 ～ 2 週間で色調が一度安定する．また当院でのデータでは，その 1 カ月後においては平均約 1.8 シェードダウンした（**図 4**）．

ホワイトニング終了後の色調が安定した時点での色調を維持・継続させるためには, 長期的なメインテナンスやタッチアップ（追加ホワイトニング）が必要である．

37～, 44～, 64～頁

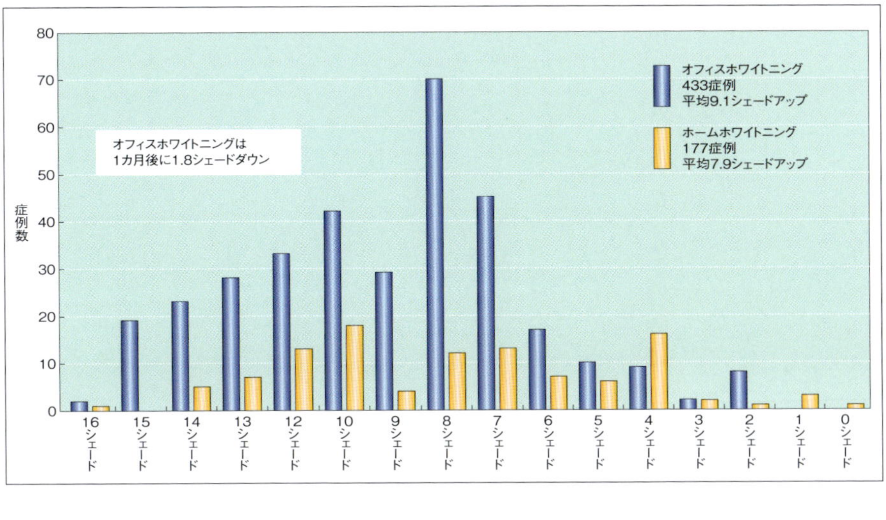

図４　ホワイトニング終了時のシェードアップ効果
エンドポイントから 1 カ月後には平均 1.8 シェードダウンするが，臨床的には 2 シェードアップするのに平均 3 日のタッチアップホワイトニング（ホームホワイトニングの場合）が必要である（当院のデータによる）．

⑤少数歯や歯の一部分のみに対するホワイトニング適応の可否

「変色が特に気になる，1歯や1歯の中の一部分または少数歯のみへのホワイトニングは有効ですか？」

技術的に可能ではあるが，口腔内の統一感や一体感を得ることが難しくなる．

通常は一部ではなく全体（上下顎で20～24歯を目安）にホワイトニングを行うことで，白くなるところは白くなり，白くならないところは白くはならないことによって，バランス的には調和の取れた色調となる（**図5**）．

22～頁

しかし少数歯の変色，着色の原因を正しく診断し，除去することもたいへん重要である．

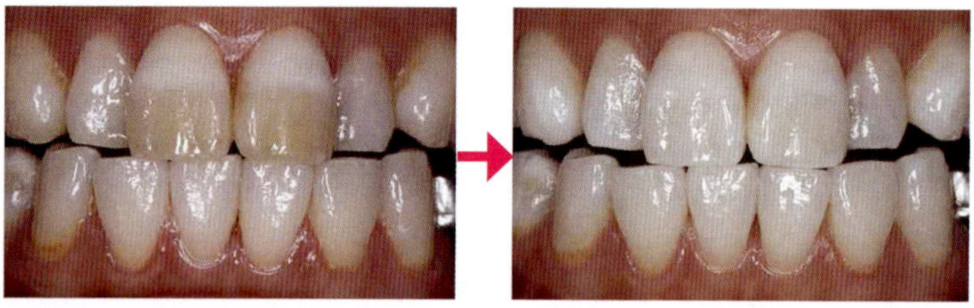

図5　少数歯へのホワイトニング例
1|1のツートンカラーが気になると来院．通常，変色が強い部分だけホワイトニングしたいと考えるところだが，全体に施術することで口腔全体の調和が取れる．

⑥歯冠修復治療とホワイトニングを行う場合の順序

「一人の患者さんに歯冠修復治療もホワイトニングも行う場合，どんな順序になりますか？」

審美性を考慮した歯冠修復治療が体系化され，またホワイトニングの検査·診断·シミュレーションが構築されたことにより治療の順序が重要になっている（**図6**）．また，ホワイトニングを適切なタイミングで行うことで，歯冠修復治療や技工操作を容易にし，修復物の機能を最大限に発揮することが可能である．

歯冠修復治療の目的（目標）は，“審美”“機能”“構造”“歯周組織”が満たされ，調和することである．この中でホワイトニングは“審美”の1項目として位置する．すなわちホワイトニングも歯冠修復治療の1プロセスとして考えられる．

iv～頁

!Point!　審美修復治療におけるホワイトニングのタイミング

・治療開始→必要な前処置→少なくても修復治療前にホワイトニング→その色に合わせて修復

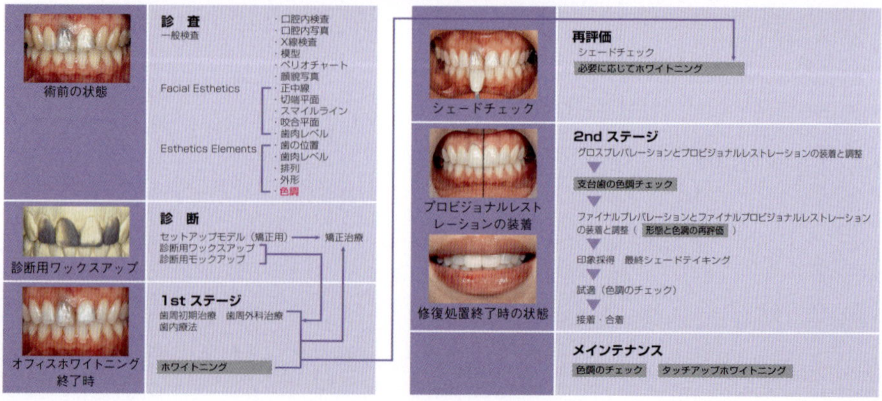

図6　審美修復治療におけるホワイトニングのタイミングの一例

⑦修復物へのホワイトニングの影響

「修復物も白くなりますか？」

ホワイトニングによる修復物の色調変化は，グラスアイオノマーセメント以外ではないとされている．またホワイトニングによって修復物（特にコンポジットレジン）の色調も白くなることはほとんどないと考えてほしい．

ただし，修復物（特にポーセレンなどのセラミックスを用いるもの）の上に喫煙によるヤニや飲食の色素が表面に堆積している場合は，それらが除去されるために修復物上の色調の改善をみることもある．

19～，64～頁

⑧口腔内に修復物がある患者へのホワイトニングの説明

「すでに口腔内に修復物が装着されている患者さんには，ホワイトニングをどう勧めたらよいですか？」

修復物にはホワイトニングの効果がほとんどないことを術前に患者に説明したうえでホワイトニングを施術する．術後，色調が不調和な修復物や，患者の希望があれば，再修復を行う．

特にホワイトニング後の色調の変化は患者の口腔内へのモチベーションの向上につながる．患者はホワイトニング後の歯と修復物の色のギャップが気になることで再治療を希望することが多く，その結果，口腔内を１単位とした審美を構築することが可能となる．

64～頁

⑨ホワイトニングの効果を患者に満足してもらうコツ

「ホワイトニングの効果を患者さんに納得・満足してもらうにはどうしたらよいですか？」

術前のカウンセリングが重要となる．術前カウンセリングでは，患者の希望（どの程度白くしたいかなど）を聞き取り，ホワイトニングシミュレーターなどを用いて患者とともに予測とゴールの設定を行っておくことが重要である（**図７**）．

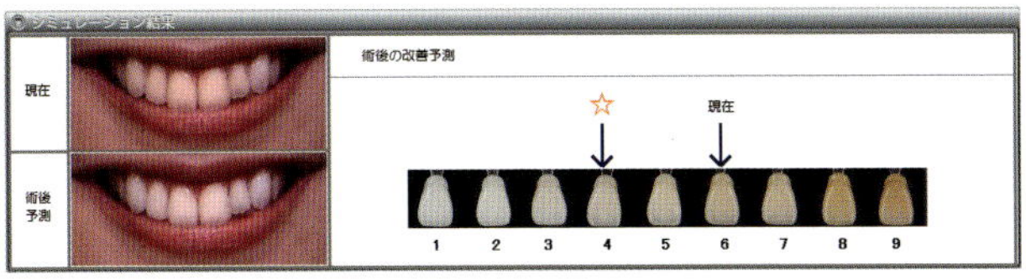

図７　ホワイトニングのシミュレーション

iv～，32～，56～頁

⑩知覚過敏についての上手な説明法

「ホワイトニング中・後の知覚過敏について，患者さんにどう理解してもらえばよいですか？」

術前のカウンセリング時に，知覚過敏が出る可能性は必ず説明するとともに，同意書にも明記しておく（**図8**）．その際，ホワイトニングによる知覚過敏は一過性のものであり，オフィスホワイトニング後では24時間以内*に，またホームホワイトニング後では4時間以内にほぼ消失することも述べておく．

ホームホワイトニング中に知覚過敏症が発症した場合は，術後にカスタムトレーの中に知覚過敏抑制効果がある硝酸カリウム含有の歯磨剤を入れて使用すると，痛みが和らぐ．

*24時間のペインコントロール
オフィスホワイトニングにおいては，特に痛みに敏感な患者に対しては歯科医師から鎮痛薬を術前に処方してもらいます．

19～，56～，64～頁

オフィスホワイトニング同意書

1 ホワイトニングにより，必ずしも現在の状態が改善されるという保証はありません．変色の原因によっては色調の改善が見込めないこともあります．しかし多くの場合，シェードガイドを基準として3～4段階明るさが増します．

2 ホワイトニング効果の持続期間は，変色の原因および生活習慣によって変わってきますが，2～3カ月に一度のクリーニング，毎月1～3日のホームホワイトニングによってその白さを保つことができます．

3 ホワイトニングにより，知覚過敏，歯肉の灼熱感，粘膜の潰瘍，歯の痛み等が生じることがまれにあります．しかしこれらの大部分は一時的なもので，通常数日で治癒します．

4 すでに知覚過敏の傾向がある場合，ホワイトニングを行うことでさらに症状が悪化することがあります．

5 妊娠する可能性が高い方，あるいは妊娠中・授乳中の方にはホワイトニングは適用ではありません．時期をずらして行うことをおすすめします．

6 ホワイトニングを行うと，歯の表面に点状に白い部分が現れることがあります．これは歯にもともとある白斑がホワイトニングにより強調されたものです．数週間から数カ月経つとまわりになじんできますが，それでも気になる場合には，歯を削って白いつめものをする等の処置が必要となります．

7 通常，ホワイトニングにより，神経のある歯の色調は明るく変化します．しかし充填物（つめもの）や，補綴物（かぶせもの）の色調は変化しません．また，神経のない歯も色の変化は小さくなります．そのため，これらの色調が異なって見えるようになりますので，あまり目立つ場合はこれらの処置をやり直す必要がでてきます．神経のない歯のホワイトニングでは，歯の内側（神経の入っていたスペース）へ薬剤を入れ，内側から白くするという方法をとることがあります．

以上の事柄をよくお読みいただき，内容を十分に把握したうえでオフィスホワイトニングを御希望の場合は，ご署名をお願い致します．

年　　月　　日

氏名

NOBU DENTAL OFFICE

図8　オフィスホワイトニング同意書の例（ノブデンタルオフィス）

⑪う蝕がある患者へのホワイトニングの説明

「う蝕があってもホワイトニングはできますか？」

強い痛みのう蝕がある場合を除き，ホワイトニングを行ってから色調を考慮し，う蝕の修復処置を行う．また痛みは伴わないものの，実質欠損を伴うう蝕のある場合は，仮充填などの応急処置を行ったうえで施術を行う場合もある．

14～，44～頁

⑫歯科矯正治療中の患者へのホワイトニングの説明

「歯科矯正中でもホワイトニングはできますか？」

矯正装置が舌側・口蓋側にセットされていれば，ホワイトニングは可能である．ただし，矯正治療による痛みと，ホワイトニングによる知覚過敏が出現する可能性を，あらかじめ説明しておく．

⑬喫煙者へのホワイトニングの説明

「喫煙者の患者さんへはホワイトニングについてどんな注意が必要ですか？」

基本的に喫煙者でもホワイトニングは行えるが，できるだけ喫煙を控えてもらうように注意する．

その後も，タバコには有色物質が含まれるため，歯は喫煙によって短時間で再着色してくるので，医療者側からは，できるだけ禁煙を勧めたい．

14～，64～頁

⑭術後の注意事項

「ホワイトニング術後，患者さんに注意してもらうことは何ですか？」

■再着色と知覚過敏発生の可能性に対する注意

喫煙・食事・口紅など，再着色を起こしやすいものへの注意点と，術後の知覚過敏の可能性について説明する．また，術後も定期的なチェックとメインテナンスが必要なことについても口頭と書面で伝える．

19～，64～頁

■飲食物に対する注意

オフィスホワイトニング後24時間は，再着色の原因となりやすい色の濃い食物の摂取は控え，なるべく白い食物を摂取するように説明する．これを厳密に行うことで，術後すぐの再着色が最低限に抑えられることを伝え，患者の意識を高めることが必要である．オフィスホワイトニング後24時間は摂取を控えてもらいたい飲食物の一覧表を（例：Part 3-2の図2．67頁）患者に渡すとよい．

ホームホワイトニングにおいても，実施期間中およびホワイトニング終了後最低2時間できれば4時間は，オフィスホワイトニング後と同様に，再着色の原因となりやすい飲食物の摂取は控えてもらう．

64～頁

⑮歯のマニキュアとホワイトニングの違い

「歯のマニキュアはホワイトニングと何が違いますか？」

一般に“歯のマニキュア”とよばれているものは，歯面や修復物を切削せずに歯面コーティング材を塗布し短時間にて色調を改善するもので，結婚式前など一時的に使用する（**図9**）．その特徴として，金属の修復物にも使用できること，暫間的なコーティングなのでスケーラーなどで容易に除去できることが挙げられる．

また，歯面への一時的な使用以外に，テンポラリークラウンやプロビジョナルレストレーションなどの色調・質感の調和のために適用することもある（**図10**）．

ドラッグストアなどで購入できるもの（OTC製品．26頁）と，歯科医院専用のものがある．

4～，22～頁

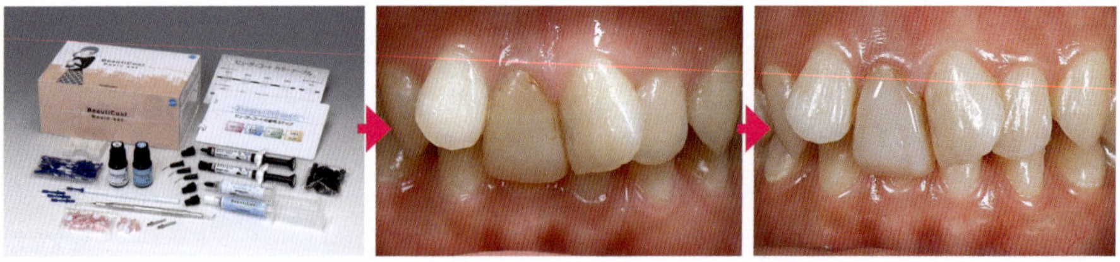

A：ビューティコート.　B：術前.　C：術後（あくまでも一時的な審美性の確保のために使用する）.

図9　歯面コーティング材による一時的な審美修復例

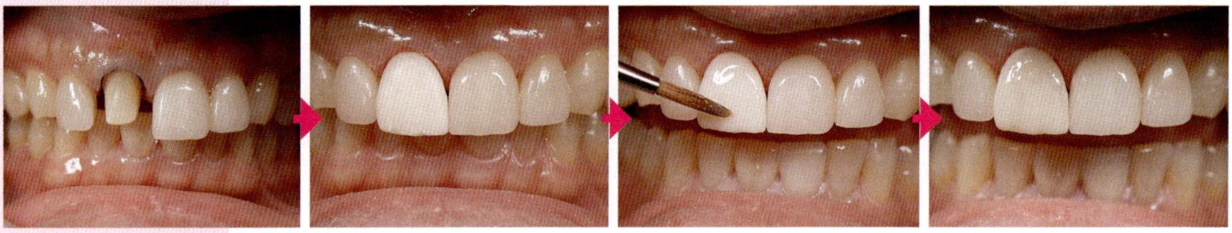

A：1| 支台歯の状態.　B：レジン製のテンポラリークラウン．周囲の歯と色調や質感が異なる.　C：ビューティコートによる色調や質感の調整.　D：術後．周囲の歯との調和が取れた.

図10　歯面コーティング材によるテンポラリークラウンの色調調整例

⑯過酸化水素の皮膚への影響

「ホワイトニング剤に含まれる過酸化水素で皮膚が老化しますか？」

過酸化水素は分解されることでフリーラジカルを発生する．フリーラジカルは大気中等の外部環境にも多く存在する．抗加齢医学の分野ではフリーラジカルに関する研究は急速に進んでいるが，フリーラジカルの生成・消去・修復のバランスが重要であるといわれている．

実際，ホワイトニングに関する薬剤により発生するフリーラジカルの皮膚の老化への影響は研究段階であるので，術前カウンセリングの際，患者に十分な説明を行い，理解してもらったうえで同意を得て施術することが重要である．

8～，10～頁

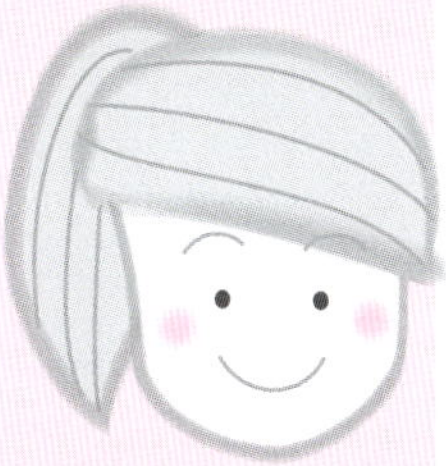

2 治療に関するクリニカルポイント

長澤治子・宮崎真至

①ホワイトニング法の選択基準

「オフィスホワイトニングかホームホワイトニングかはどう選択しますか？」

ホームホワイトニングあるいはオフィスホワイトニングのいずれを用いるか，あるいは両者を用いるデュアルホワイトニングを行うかについては，①患者の希望，②変色・着色の原因，③知覚過敏の発症状況，④費用，⑤治療期間，あるいは⑥歯科医院の診療体制などによって判断される．

これらの手法では同様なホワイトニング効果が望めるが，細部ではそれぞれの特徴がある（表1）．それらを理解したうえで，それぞれの症例に適した手法を選択すべきであり，それが患者満足度にもつながる．

4~, 14~, 22~, 37~, 44~頁

表1　オフィスホワイトニングとホームホワイトニングの特徴

	オフィスホワイトニング	ホームホワイトニング
主成分	過酸化水素	過酸化尿素・過酸化水素
対象歯数	前歯部 / 小臼歯の唇側面	天然歯すべて
適応症例の範囲	従前の鑑別診断が適用される	従前の鑑別診断よりも広範囲
限界点	しばしば限界がある	時間により限界点は高い
白さ	不透明な白さを感じることもある	透明感を保有する
歯質変化	臨床的に変化は認められない	ほとんど無視できる程度
再着色	施術翌日は速やかだが，それ以降穏やか	緩やか
設備投資	必要	不要
2回目以降のチェアタイム	毎回60～90分	10分程度
即効性	可能	望めない
歯周組織の保護	必要	不必要
治療過程の監視	監視下で行える	不可能
不具合	術中 / 術後	トレー装着中 / 除去直後
対象者の忍耐力	術者任せの治療なので不必要	継続させる忍耐力が必要

②着色の状態によるホワイトニング効果の違い

「歯の着色の程度でホワイトニングの難易度が違いますか？」

ホワイトニングを開始するにあたって，適応症を判断することは重要である．これを無視してホワイトニングを開始しても，効果を得ることができずに挫折するということになる．また，適応にならない難易度の高い症例についても同様であり，白くならないという患者からのクレームにつながってしまう．このような観点からも，術前の検査を重視すべきである．

また，ホワイトニング効果の違いには，着色を生じさせる要因が関与しているところから，これらを理解することも必要である．要因としては，①年齢因子，②着色因子，および③歯の解剖学的因子とに分けて考える（表2）．これによって，ホワイトニング効果を獲得する際の難易度を予測することができる．

iv～，14～頁

表2　ホワイトニングの難易度に影響する因子

因　子	容　易	困　難
・歯　種	切歯	犬歯
・色　調	茶色～黄色	灰色
・着色部位	エナメル質	象牙質
・エナメル質の厚み	薄い	厚い
・歯質表面の光沢感	高い	低い
・バンディング	無	有
・ヘアラインの有無	有	無
・ホワイトスポット	無	有

?③ホームホワイトニング開始時における指導のポイント

「ホームホワイトニングを始める患者さんに，何を指導すればいいですか？」

ホワイトニング開始前のカウンセリングは，患者満足度に密接する事項なので特にていねいに行う必要がある．説明事項を項目に分け，患者個々の気質を勘案して，強調する内容あるいは説明順序を変更するなどの工夫が必要である．

ホームホワイトニング開始時の指導項目としては，大きく分けて，①装着に関する事項，②ホワイトニング期間中の不快事項，③ホワイトニング効果に関する事項，および④局所ならびに全身に対する安全性などについてなどがある（表３）．いずれにしても，患者の個性を見極めて適切な，そして親身な指導を心がけることが大切である．

14～, 44～, 64～頁

表３　ホームホワイトニングにおける指示のポイント

1．トレー装着に関して	時期 頻度 期間 トレーの取り扱い（清掃法）
2．不快事項	歯の知覚過敏 歯肉の知覚過敏 歯肉の白化 不快事項への対処法
3．ホワイトニング効果	発現時期 白くなる程度 白さの持続期間 タッチアップの必要性
4．安全性	歯に対する影響 口腔軟組織に対する影響 全身への関与 歯冠修復物への影響

?④ホームホワイトニングにおけるカスタムトレー装着時間と頻度

「ホームホワイトニングではカスタムトレーをどれぐらいの時間，どれぐらいの頻度で装着しますか？」

ホームホワイトニングはオフィスホワイトニングとは異なり，１回のカスタムトレー装着で効果が出ることはなく，一定期間に複数回の処置が必要となる．また，ホワイトニング効果を肉眼で確認するためには，その基準となるものが必要になるので，ホワイトニング剤に付属するシェードガイドを有効に使用するか，口腔内写

22～, 44～, 64～頁

真撮影を併用する．いずれにしても，歯の色調が変化してきたことを患者自身が認識することであり，その指標を明確に提示することである．

カスタムトレー装着に関しては，患者自身が処置を行うという特殊性から，「1日1回に限り最長2時間とし，処置期間は最長2週間」という厚生労働省の規定がある．しかし，色調の程度によっては効果が表れにくいという個人差があるとともに，ホワイトニング効果に対する満足度も異なるところから，すべての症例でこの指示に従って確実な効果が得られるとはいいがたいのが実際の臨床である（66頁のColumn参照）．

ホームホワイトニング実施期間中は，3〜7日ごとに来院するように指示し，知覚過敏などの不快事項の発生状況を確認しながらホワイトニングの到達点に対する患者の希望を勘案し，歯科医師の指示のもとで適切なカスタムトレー装着時間と頻度を指示する．

?⑤ホームホワイトニング用カスタムトレーのマージン形態の条件

「カスタムトレーからホワイトニング剤が漏れると患者さんからいわれましたが，どうすればよいでしょうか？」

ホワイトニングを適切に行うには，ホワイトニング剤を歯面に対して密閉させることが必須となる．ホームホワイトニングにおいてホワイトニング剤が漏れるというのは，多くの場合，カスタムトレーの不適合が原因である．また，軟組織への付着や誤飲の誘発という危険性にもつながる．

ホームホワイトニング用のカスタムトレーのマージン形態は，かつては歯頸線の形態と相似形のスキャロップタイプがよいとされたが，ホワイトニング剤が漏れやすい場合，歯頸部から6〜8mmくらいは歯根側，かつ歯頸線に対して平行な直線的な形にするとよい（**図1**）．

19〜，44〜頁

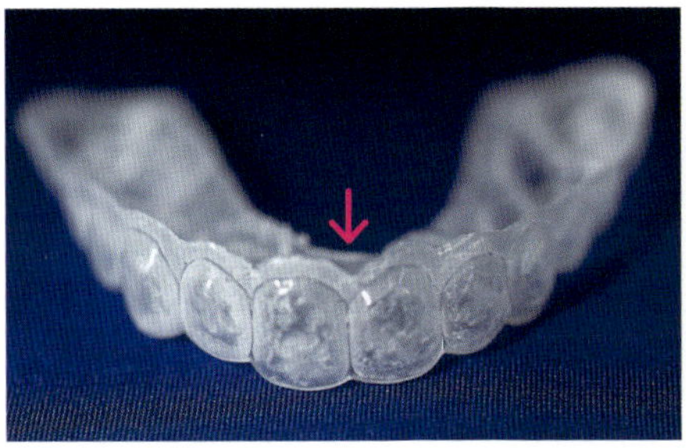

A：マージンが歯頸線と相似形のため，ホワイトニング剤が漏れやすい．

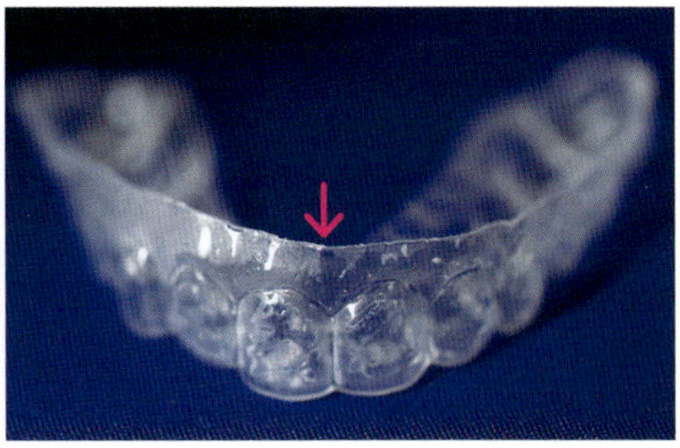

B：ホワイトニング剤が漏れにくい平らなマージン形態．

図1　ホワイトニング剤の漏洩を考慮したトレーのマージン形態

⑥ホームホワイトニング期間中のブラッシング指導

「ホームホワイトニング期間中，どのようなブラッシング指導が必要ですか？」

ホワイトニング期間中は，患者は特に自分自身の歯に関心をもつものである．プロフェッショナルケアでは，白さを継続させるために，再石灰化促進効果および知覚過敏抑制効果のあるペーストを用い，ラバーカップでの研磨およびフッ化物塗布がなされる．セルフケアとしては，歯磨剤の使用が重要となる．

歯磨剤としては，知覚過敏抑制のある硝酸カリウム含有のもの，フッ化物含有ジェルあるいはCPP-ACP配合のものなどを用いるとよい．また，歯ブラシに関しては，歯質にやさしい製品（**図2**）を使用することを指導する．

64～頁

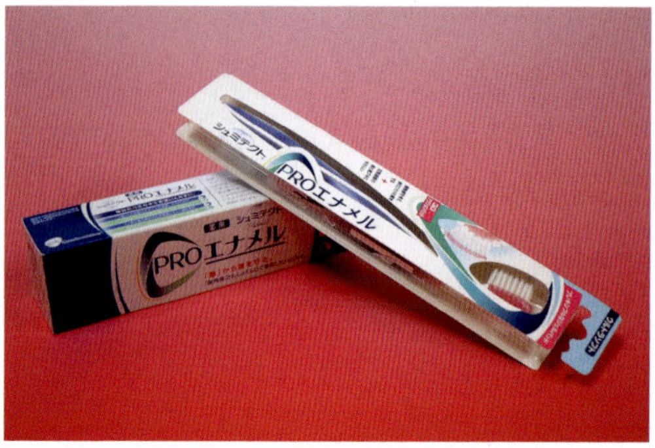

図2　歯質にやさしい歯ブラシの一例
超極細毛で磨き心地はソフトで，知覚過敏の歯にもやさしく磨ける歯ブラシの使用も勧められる．〔シュミテクトプロエナメル（グラクソ・スミスクライン）〕

⑦知覚過敏の予防法

「ホワイトニングによる知覚過敏は予防できますか？」

知覚過敏の原因としては，①象牙質露出に伴う歯髄液の移動，②過酸化物の歯髄への浸透，③カスタムトレーの刺激，④カルボポルやグリセリンによる吸水，⑤飲食物由来の酸などが考えられる．さらに，患者要因が挙げられるが，女性では40歳以下で，男性では逆に40歳以上で多いとされている．一方，ホワイトニングに伴う知覚過敏の発症には，必ずしも歯肉退縮は伴わないという特徴もある．

カスタムトレーに関しては，試適時の適合性確認が重要となる．また，トレーデザインは，できるだけ軟組織を刺激しないように仕上げる必要がある．さらに，トレー素材は，伸展性のあるEVA（エチレンビニルオキサイド）を用いることで，歯に矯正力がかからない配慮をする．

知覚過敏を予防するためには，①知覚の伝達路を封鎖する，あるいは②神経の興奮を抑制する，のいずれかの方法を考える．

ホームケアとしては，フッ化物配合歯磨剤や，さらに硝酸カリウムを配合した製品を積極的に使用するように指導する．

19～，64～頁

⑧知覚過敏発生時の対処法

「知覚過敏が発生してしまったらどうしたらよいですか？」

ホワイトニングに伴う知覚過敏の発症は，特にホームホワイトニングにおいては，カスタムトレー装着中ではなく，その後に不定期に生じることもある．したがって，対処法に関しては患者によく説明する必要がある．

歯の知覚過敏症による痛みは，象牙細管の露出に原因があると考えられるので，外からの侵害刺激が象牙細管に及ばないようにすることが処置方針になる．原因と過敏状態の程度によって，適宜処置法を選択する（**表4**）．

表4　ホワイトニングに伴う知覚過敏への対処法

1．摂食指導	酸性飲食物の制限 ブラッシング法の改善
2．カスタムトレー	適合性の改善 装着時間短縮 装着間隔延長
3．知覚過敏用歯磨剤	フッ化物 硝酸カリウム 乳酸アルミニウム 水酸化カリウム
4．知覚過敏抑制剤	硝酸カリウム CPP-ACP HEMA ＋グルタラール フッ化物
5．修復処置	レジンコーティング コンポジットレジン修復
6．レーザー照射	低出力レーザー 高出力レーザー

19～，64～頁

⑨オフィスホワイトニングにおける軟組織保護のポイント

「オフィスホワイトニング時の軟組織保護について何に留意すればよいでしょう？」

オフィスホワイトニングでは，歯面に塗布した薬剤の活性化のために，何らかの光源を用いる必要がある．また，使用する光源は，ホワイトニングの作用機序に即した波長域を有しているとともに，出力がコントロールされている．照射光線としては，青から緑色の波長域が用いられているが，この波長域の光は角膜や水晶体を透過して全て網膜まで到達し，黄斑変性症などの眼疾患の原因の一つになると考えられている．オフィスホワイトニングにおいては，この網膜障害を避けるためにもアイプロテクターの使用は必須である．

また，ホワイトニング剤に含有されている触媒を活性化させるために，紫外線領域の波長が含まれた光照射器も使用されている．

生体は，その防御反応としてメラニン色素を皮膚表面に沈着させるが，不用意な光照射によっては口唇周囲の皮膚にこの現象が起こりうる．したがって，口腔周囲の軟組織に対する保護を厳重に行ってからオフィスホワイトニングを開始する（**図3**）．

37～頁

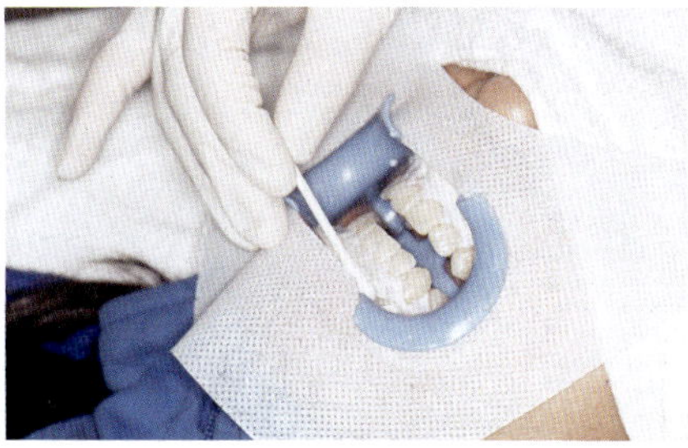

図3　オフィスホワイトニング時の軟組織の保護
口腔周囲は専用のフェイシャルシートで保護するとともに，照射光線を遮蔽するアイプロテクターを装着させる．口唇にはSPF値が高いリップジェルを塗布する．

⑩オフィスホワイトニング中に患者が痛みを訴えた際の対応

「オフィスホワイトニング時に患者さんが痛みを訴えだしたら，どうすればよいでしょう？」

術前に歯の状態を検査したにもかかわらず，術中に痛みを訴える症例に遭遇することはある．どのような治療でもそうであるが，不快事項が生じた場合は，その原因を特定することが重要である．

痛みが生じる要因は，ホワイトニング剤因子，光線照射因子および患者因子とに分けて考えることができる（**図 4**）．この中で，最も頻度が多いと考えられるのが光線照射因子であり，不用意な照射に伴う熱の発生とその防御対策の不備である．どのような照射器でも，光とともに熱が発生するところから，口腔軟組織ではこれを敏感に感じることになる．したがって，光線照射前に行う歯肉の保護には細心の注意が必要である．

19～, 37～, 56～, 64～頁

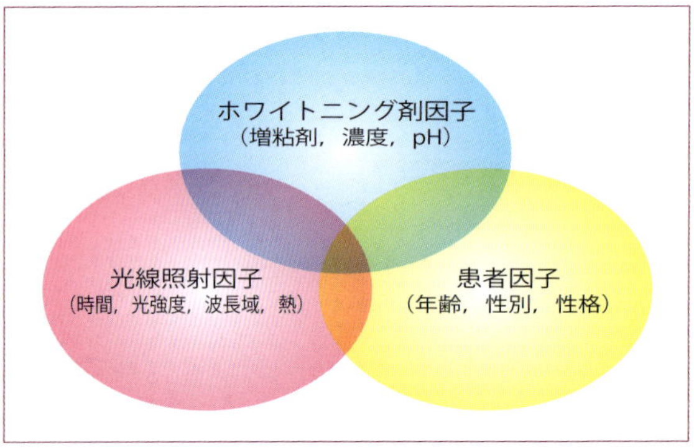

図 4　ホワイトニングにおける痛みの要因
痛みの発生の原因を特定するためにも，その要因をセグメント化（分割）して考えるとよい．

⑪バンディングやホワイトスポットへの対処

「ホワイトニング中にバンディングやホワイトスポットが出現したらどうすればよいですか？」

歯の色調は，同じ唇側面であっても，切端（縁），歯冠中央部および歯頸部とで，それぞれ異なっている．さらに，象牙質の成長に伴う色調変化や歯質の表面性状によっても明度が異なるために，色調も異なって見えるものである．

バンディングは，歯が乾燥すると強調されるので，術前の検査時には3～5分間唾液に接触させないようにしてその有無を観察するとよい．バンディング自体は，ホワイトニングを継続することによって消退する傾向がある．しかし，テトラサイクリンを原因とする変色歯でバンディングがある症例では，ホワイトニングによってこれが強調されることがあるので注意が必要である（**図 5**）．

また，ホワイトスポットに関しては，ホワイトニングによってこれがやや強調される場合と，逆に消退する場合とがある．強調されたケースでも，2～3週間経過するとその度合いが低くなってくるので，患者には経過を見るように伝える（**図 6**）．

iv～, 14～頁

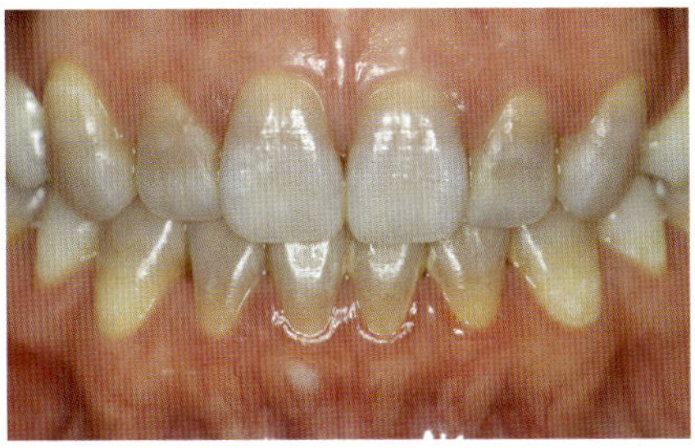

図5　バンディングの出現

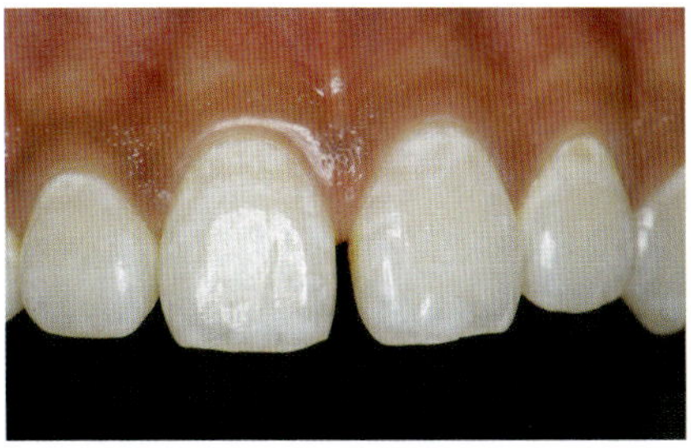

図6　ホワイトスポットの出現
ホワイトニングによって，エナメル質の水分の分布が変化して，一時的にホワイトスポットが強調されることがある．

⑫歯面にクラックがある場合のホワイトニング実施の可否

「歯面にクラックが入っている場合，ホワイトニングはできませんか？」

歯の構成として，エナメル質は“硬さ”を，象牙質は“粘り強さ”を歯質に与えている．生体で最も硬い組織であるエナメル質であるが，逆に脆いという性質を有している．そのために，健康な象牙質に支えられる必要がある．この“脆い”という性質があるために，歯の表面からクラックを生じる場合がある．特に，ブラキシズムが強い症例などでは多く認められるところから，術前の検査で咬合状態も記録することが大切である．

クラック自体が認められたとしても，その多くはリン酸カルシウム塩が沈着し，臨床的に問題がない症例が多い．また，クラック自体もエナメル質内にとどまるところから，象牙質でも生体の防御として石灰化による象牙細管の封鎖という現象を生じる．したがって，クラックを有する症例であっても，その多くはホワイトニングを行うことができる．

⑬「白くならない」というクレームへの対応

「患者さんから『歯がなかなか白くならない』とクレームがありました．どのように対応したらよいでしょう？」

ホワイトニング開始前のカウンセリングにおいて，歯の白くなる程度とそれに要する期間について伝えたものの，患者が治療効果に対する不満を訴えることがある．まず，このようなクレームに対処するためにも，術前の検査と，ホワイトニング効果に及ぼす影響因子の把握が大切である．

ホワイトニングに対する患者満足への影響因子としては，術前の歯科医師・歯科衛生士による説明や，ホワイトニング法あるいは処置歯数の影響が大きいことが判明している．クレームを受けないためにも，カウンセリング・コンサルテーションは大切にすべきであり，これによってクレームのほとんどが回避できるはずである．

32～，56～頁

患者からの不満があった際に考慮すべき事項としては，①患者の白い歯に対するイメージ，②効果判定のための比較対象，③カスタムトレー装着の頻度と時間，などである．

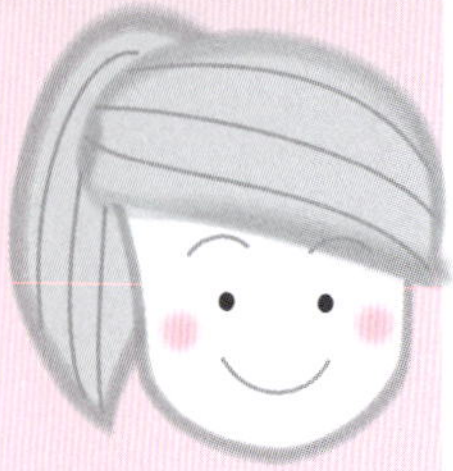

3 メインテナンスに関するクリニカルポイント

瀬賀紗都子・金子　潤

①ホワイトニングのメインテナンスで行うこと

「ホワイトニングのメインテナンスでは，いつどんなことをしますか？」

ホワイトニングのメインテナンスは通常3～6カ月間隔で実施し，スケーリングやPTCなどのプロフェッショナルケア，セルフケアのチェックおよびアドバイス，色彩記録，必要に応じてタッチアップ（追加ホワイトニング）を行う（**図1**）．

プロフェッショナルケアでは，患者のセルフケアだけでは管理できないステインやバイオフィルムを除去し，歯面を滑沢にする．定期的なプロフェッショナルケアと患者自身によるセルフケアは，ホワイトニング後の色調の後戻り（再着色）を遅らせるために欠かすことのできないものである．

メインテナンス時の色彩記録は，写真撮影，シェードテイキング，必要に応じて測色計による測色を行う．得られたデータをホワイトニング終了時と比較し，タッチアップが必要かを判断する．

タッチアップは通常6カ月～1年の間隔で行うことが多い．ただし後戻り（再着色）の程度は患者の生活習慣や嗜好品，セルフケアの状況によっても左右されるため，タッチアップの間隔も患者によって多少変わってくる．ホワイトニング後の口腔内状況を確認するためにも，1回目のメインテナンスはあまり期間をあけずに3カ月程度で設定し，ステインやプラークの状況の確認，セルフケアチェックを行い，以後のメインテナンス間隔を検討するとよい．

37～, 44～, 50～, 64～頁

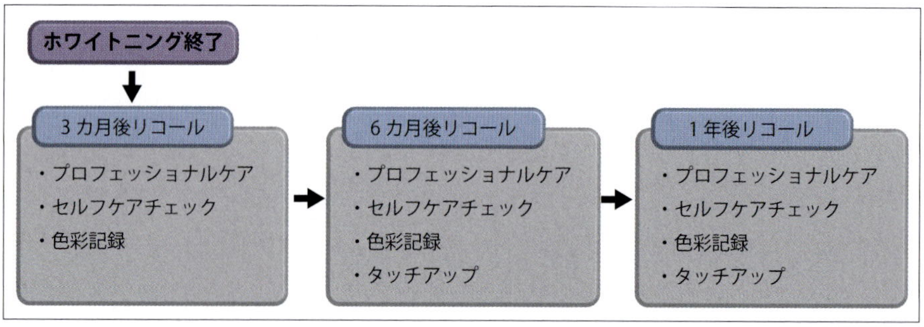

図1　ホワイトニングにおけるメインテナンスの一例

②メインテナンス来院時のチェック項目

「ホワイトニング後のメインテナンスでは何をチェックすればよいですか？」

メインテナンス来院時には以下の項目を確認する．

①セルフケアのチェック（プラークや歯石の付着状況，歯肉炎症の有無など）……セルフケア不足によるプラークや歯石の付着は，歯周組織の炎症を引き起こし，口腔の健康を損ねる原因となる．また，ステインの沈着はホワイトニング効果維持

の妨げとなる．獲得した歯の白さ，口元の美しさを維持するために，患者のセルフケア状況を確認し，必要に応じてアドバイスを行う．

②硬組織疾患のチェック（う蝕や知覚過敏の有無など）……う蝕や知覚過敏症状がある場合にはその治療を優先し，適切な処置を行った後にプロフェッショナルケアやタッチアップに移るようにする．

56～，64～頁

③色彩のチェック・記録……写真撮影，シェードテイキング，測色も必要に応じて行う（**図2**）．色彩記録はタッチアップの時期を決定するための大切な資料にもなるため，必ずホワイトニング用カルテ（Part 3-1の図8；62頁参照）に記載，保存しておく．

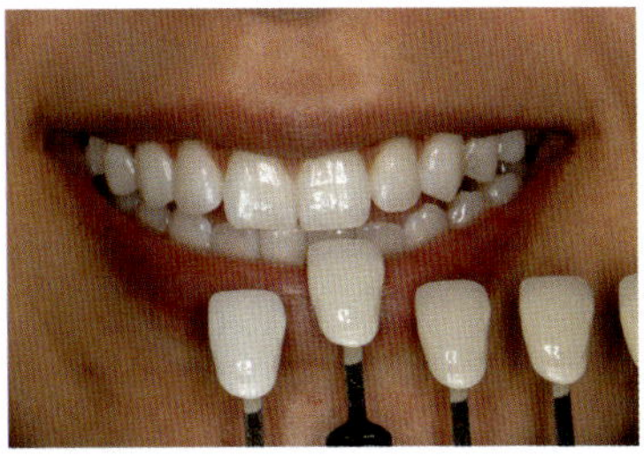

図2　メインテナンス時の色彩記録
ホワイトニング用シェードガイドなどを用いてホワイトニング後の後戻りの状況をチェックする．

③ホワイトニング後に使用するセルフケアグッズ

「セルフケア指導では，どのような用具の使用をすすめればよいですか？」

ホワイトニング後の口腔内の健康を維持するために，適切なセルフケアは重要である．患者には歯ブラシだけでなく，デンタルフロス，歯間ブラシ，タフトブラシなどの補助的清掃用具も使用してもらい，付着するプラーク量をできるだけ少なくする必要がある（**図3**）．各種セルフケアグッズを正しく使用してもらうための知識の提供や，継続して使用してもらうためのモチベーションの向上は，歯科衛生士に任された重要な役割である．

ブラッシングが苦手な患者やステインが沈着しやすい場合には，音波歯ブラシの使用を勧めるのもよい（**図4**）．また，歯の着色を抑制する点から考えると，クロルヘキシジンやポビドンヨードが含まれる洗口液や含嗽液，フッ化第一スズ配合のフッ素ジェルなどの使用には十分な注意が必要である．

64～頁

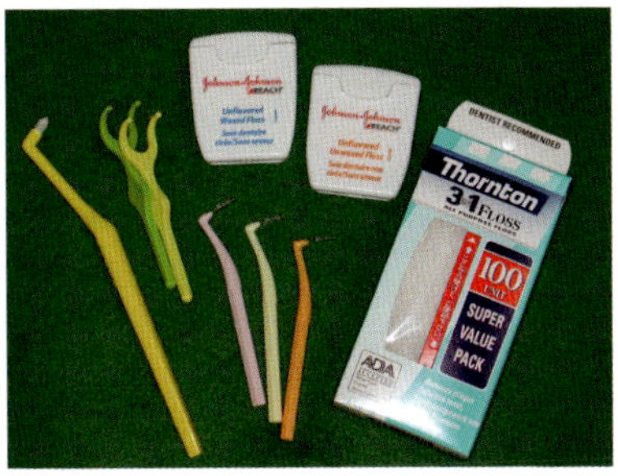

図3　各種セルフケアグッズの例

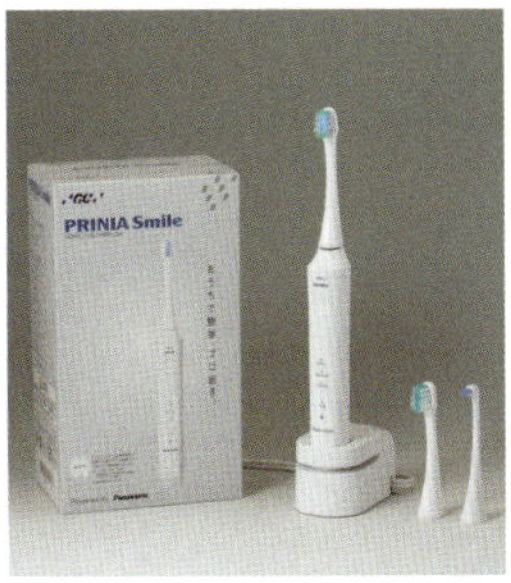

図4　音波歯ブラシの例（『プリニアスマイル』，ジーシー）

④ホワイトニング効果を持続させるために効果的な歯磨剤

「ホワイトニング効果を持続させるのに効果的な歯磨剤はありますか？」

ホワイトニング後の歯の白さを保つために，歯磨剤は，ステイン除去効果のあるものや，歯面を滑沢化しプラークやステインなどが付着しにくい状態にするものを使用してもらうとよい．ただし，カリエスリスクの高い患者には，う蝕予防効果の高いものを併用してもらうことも必要である．

64～頁

⑤プロフェッショナルケアに必要な器材

「メインテナンス時のプロフェッショナルケアには何を用いますか？」

■プロフェッショナルケアに用いる器具

プロフェッショナルケアで使用する器具には，各種スケーラー（超音波，エア，手用），各種コントラアングルハンドピース（等速，減速，プロフィン），エアポリッシャー，各種研磨用ブラシ・チップ・ラバーカップなど，多くのものがある（**図 5，6**）．

歯石やプラーク，ステインなどの付着状況，知覚過敏の有無，修復物・補綴装置やインプラントの有無，全身疾患などを考慮し，個々の患者に合った器具を選択しなければならない．そのためには，各種器具の利点･欠点を再確認しておく必要がある．

なかでも，コントラアングルハンドピースはプロフェッショナルケアにおける使用頻度が高い．ヘッドが小さくスクリュータイプのコネクションのものが，口腔内の各部位に挿入しやすく使いやすい（**図 7**）．

また，どの器具においても，術者が使用しやすいものを選ぶことも大切で，施術中の患者の負担を軽減することにもつながる．

90～頁

■プロフェッショナルケアに用いる研磨ペースト

メインテナンス時のプロフェッショナルケアで用いる研磨ペーストにもさまざまなものがあり，患者の口腔内状況を見極めたうえで目的に合ったものを選択する必要がある．

ただし，クロルヘキシジン配合のものはプラーク形成阻害効果が高いが，歯を着色させる可能性があるため，ホワイトニングのメインテナンス目的での使用は避けたほうがよい．

90～頁

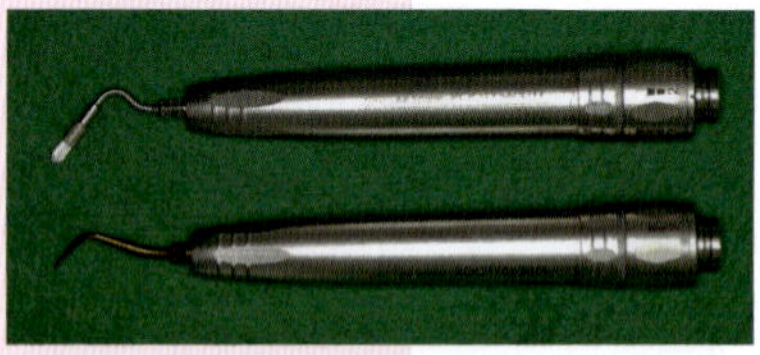

図 5　エアスケーラー『ルーティー 560』（ヨシダ）

写真上のようにブラシチップを装着することも可能で，歯列不正部位などのステイン除去・研磨に使用することもできる．

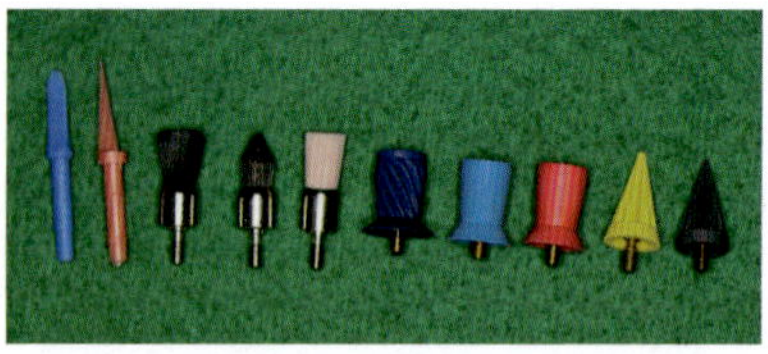

図 6　プロフェッショナルケアで使用する各種研磨用ブラシ・チップ・ラバーカップ

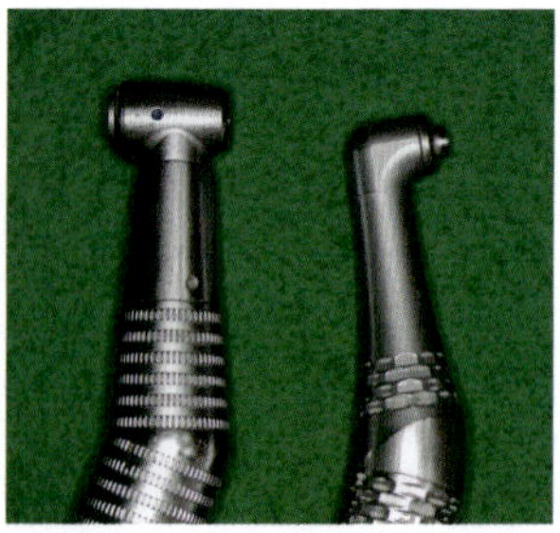

図 7　コントラアングルハンドピース

右のようにネックが細くヘッドが小さい PTC 専用のものは口腔内のどの部位にもアクセスしやすい．

⑥タッチアップ時のチェック項目

「タッチアップ時には何をチェックすればよいですか？」

ホワイトニング終了後の歯の色彩は，直後 2 週間ほどの間に多少の後戻りが生じ，その後は長期間にわたって比較的安定する．しかし，嗜好品や喫煙，セルフケアの状況などによっては，明らかに後戻りしたと感じる場合もある．このような色彩変化への対策として，通常6カ月～1年に1回程度のタッチアップを行って術直後の白さに戻しておくことが必要となる．

タッチアップを行う際には，前回のホワイトニング終了時からある程度の期間が経過しているため，患者に確認しておかなければならない点がいくつかある．

①**問診事項の確認**……全身の健康状態などに変化はないか確認する．特に女性の場合は妊娠や授乳中の可能性もあるので注意が必要である．

56～，64～頁

②**注意事項の確認**……ホワイトニング直後の飲食物制限や喫煙の制限，知覚過敏症状などの副作用発生時の対処法などについても再確認しておく．

③**ホワイトニング方法の確認（ホームホワイトニングで行う場合）**……ホワイトニング剤の使用方法，保存方法，カスタムトレーの装着時間などを再確認する．特にカスタムトレーに関しては，前回のものが破損していないか，適合が甘くなっていないかなどを確認し，使用できないようであれば再作製する（**図8**）．

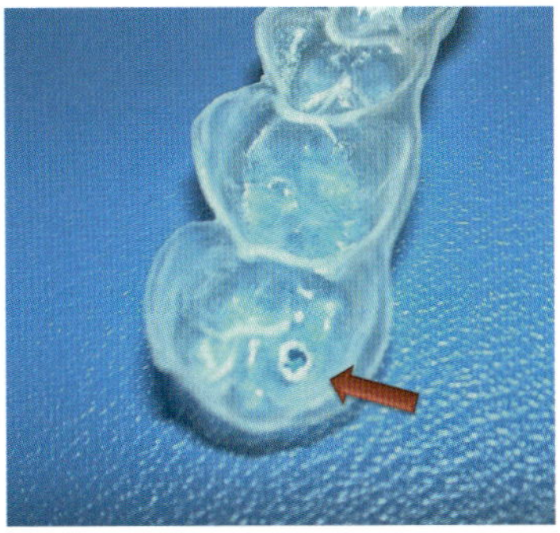

図8　カスタムトレーの破損
トレーの咬合面に穴が開いている（矢印）．

⑦ホワイトニング継続の必要性

「ホワイトニングはずっと続けなければならないですか？」

前述のように，ホワイトニングで獲得した歯の白さは，個人差はあるものの多少の後戻りが生じるのは事実である．歯の白さ，口元の美しさを維持するためには，定期的なタッチアップが必要となる（**図9**）．

適切な時期にタッチアップを行えば，初回のホワイトニング時よりも短期間で施術直後の白さに戻すことができる．

患者にメインテナンスとタッチアップを継続することの必要性をホワイトニング終了時などによく説明し理解してもらうことは，ホワイトニングにおける歯科衛生士の重要な役割の一つである．また，定期的な来院により歯科医師・歯科衛生士が口腔内をチェックすることは，歯と口腔の健康を維持していくことにもつながる．

22～，30，56～，64～頁

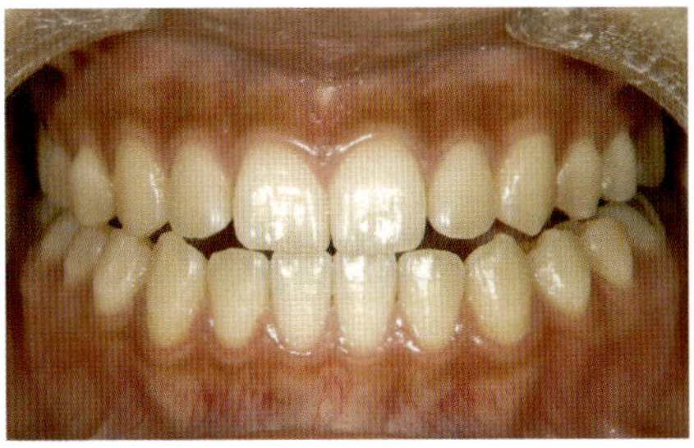

A：ホワイトニング術前．

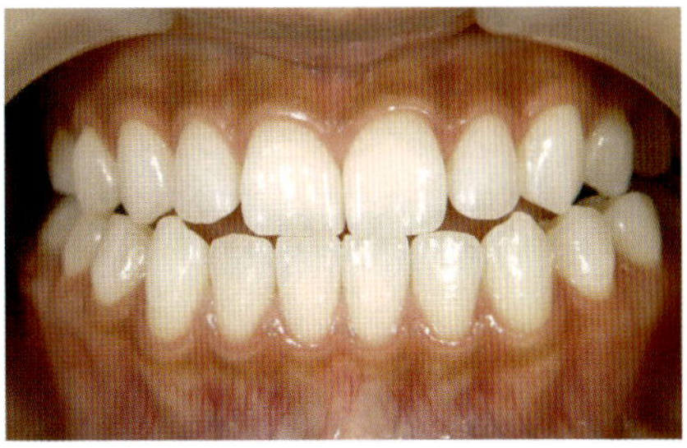

B：ホワイトニング終了5年後．

図9　定期的なメインテナンスとタッチアップを継続している患者の例

Supplement
Materials for Tooth Whitening Today
ホワイトニング用器材一覧

川原　大

① 検査・診断用器材

診断用器材としてはVisual Scaleであるシェードガイドで比色する方法が代表的であり，術者にも，患者にも，直感的でわかりやすい．しかし比色には個人差があることがわかっている．このため光学的に色を計測する測色計も普及してきたが，色空間の色差で評価することが必ずしもホワイトニングの効果を示すわけではないことに注意する必要がある．

一方，診断用シミュレーションのソフトウェアが2社から販売されており，いずれも測色計と併用するシステムになっている．これらは患者への説明と管理の助けになろう．

シェードガイド	製造元	販売元
VITA Classical シェードガイド	VITA	白水貿易
VITA 3D マスターシェードガイド（3段階ホワイトニングシェード別売り）	VITA	白水貿易
VITA Bleachedguide 3D Master（15段階明度別配列）	VITA	白水貿易
クロマスコープシェードガイド（4段階ホワイトニングシェード別売り）	Ivoclar Vivadent	イボクラービバデントジャパン
NCC ヴィンテージシェードガイド（4段階ホワイトニングシェード別売り）	松風	松風
測色用器材	**製造元**	**販売元**
VITA Easyshade V	VITA	白水貿易
シェードアップナビ	松風	松風
診断用シミュレーションソフト	**製造元**	**販売元**
シェードアップシミュレーターソフト	松風	松風

② PTC用器材

(1) PTC用研磨剤

フッ素を含有していても，いなくてもホワイトニングの効果には影響はない．RDA値（象牙質損耗値）を参考に歯面研磨を行うことが望ましいが，ホワイトニング前にどの程度のRDA値の製品を使用するのが好ましいか，統一した見解がまだない．

なお，PTCはもともとデンタルプロフェッションが行う臨床技法であるが，表記の商品の中には医療機器製造販売届出番号を得ていない製品もあり，単なる歯磨剤をPTC研磨剤として使用することもある．

PTC用研磨材	成分	製造元	販売元
プロフィーペーストプロ（RDA 250,170,120,40）	グリセリン／リン酸二水化ナトリウム／水／シリカ／酸化チタン	Clean Chemical Sweden	クロスフィールド
プレサージュ	パーミス／グリセリン／CMC／パラベン	Advances Healthcare	松風

PTC 用研磨材	成分	製造元	販売元
メルサージュ （レギュラー，ファイン）	グリセリン／CMC／モノフルオロリン酸ナトリウム（900ppm）／パミス（レギュラー）／シリカ（ファイン）	Advances Healthcare	松風
メルサージュプラス	フッ化ナトリウム 0.21%／塩酸クロルヘキシジン 0.05%	Advances Healthcare	松風
ジーシー PTC ペースト （レギュラー，ファイン）	レギュラー； モノフルオロリン酸ナトリウム（フッ素 900ppm） プロピレングリコール パラベン ラウリル酸ナトリウム 香料	日本コルマー	ジーシー
	ファイン； フッ化ナトリウム（フッ素 900 ppm） 塩酸クロルヘキシジン プロピレングリコール パラベン ラウリル硝酸ナトリウム 香料		
プロキシット （RDA83,36,7）	キシリトール フッ化物（500ppm） ミント	Ivoclar Vivadent	白水貿易
クリニークチューブ	パーライト／グリセリン／水／ソルビトール／ポリオキシエチレン／エタノール／フッ化ナトリウム（フッ素 1000ppm）	Kerr/Hawe	サイブロンデンタル
クリニークジャー （フッ素入り，フッ素なし）	プロピレングリコール／パーライト／スリホコハク酸ジオチルナトリウム液／ポリオキシエチレンメチルポリシロキサン／二酸化ケイ素／フッ化カルシウム（フッ素入りのみ）	Kerr/Hawe	サイブロンデンタル
アドネストファイン アドネストコース	グリセリン／ケイ藻土／カルメロースナトリウム／酸化チタン	ネオ製薬工業	ネオ製薬工業
スーパーポリッシュ	水／メチルパラベン／カルボキシメチルセルローナトリウム／ソルビトール／酸化アルミニウム／ベントナイト／エタノール	Kerr/Hawe	サイブロンデンタル
ポリッシングペースト （1 号，3 号）	フッ化ナトリウム（フッ素 900 ppm）／プロピレングリコール／パラベン	ビーブランドメディコ	ビーブランドメディコ
クリーンポリッシングペースト FD ファイン	モノフルオロリン酸ナトリウム（フッ素 950ppm）	スモカ歯磨	モリタ
コンクール クリーニングジェル〈ソフト〉 コンクール クリーニングジェル〈PMTC〉	シリカ／サンゴパウダー／ポリリン酸ナトリウム／ヒドロキシアパタイト／モノフルオロリン酸ナトリウム／イソプロピルメチルフェノール／トリクロ酸／グリチルリチン酸ジカリウム	スモカ歯磨	ウエルテック

（2）歯面研磨剤

ホワイトニング後のエナメル質のコンディショニング用に以下の仕上げ剤が市販されている．いずれもナノサイズのヒドロキシアパタイトを含有しているが，ホワイトニングの効果が増すわけではなく，医療機器製造販売届出番号を得ていないので PTC 研磨剤としての使用目的に限定された製品ではない．

仕上げ材	成分	製造元	販売元
リナメルトリートメントペースト	非晶質または非晶質化ヒドロキシアパタイト／グリセリン／ポリエチレングリコール／ラウリル硫酸ナトリウム／キサンタンガム／ヒドロキシメチルセルロース／メントール／精製水	万協製薬	オーラルケア

(3) PTC 用ブラシとラバーカップ

PTC ブラシに関してはナイロン系ブラシの製品が多く，金属部分には真鍮（銅亜鉛合金）が使用されているため，耐食性が低く再使用はできない．PTC ラバーカップも同様に再使用はできず，さらに，ラバー部分に天然ゴムを使用している製品が散見される．このような製品はラテックスアレルギーの患者に対しては使用を控え，シリコーン系などの合成ゴムの製品を使用すべきである．

PTC 用ブラシ	成分	製造元	販売元
プロフィーブラシ	ナイロン系ポリマー	Young Dental	モリムラ
プロフィーブラシ（ソフト・ハード）	ナイロン系ポリマー	ALLPRO INC.	ヨシダ
アメニクリーンブラシ	ナイロン系ポリマー	栃木精工	オーラルケア
メルサージュブラシ	ナイロン系ポリマー	松風	松風
クリーニングブラシ	ポリアミド系ポリマー	Kerr/Hawe	サイブロンデンタル
PTC 用ラバーカップ	**成分**	**製造元**	**販売元**
プロフィーカップ（ソフト・ハード）	シリコーン系ポリマー	ALLPRO INC.	ヨシダ
プロフィーカップ	天然ゴム	Young Dental	モリムラ
プロフィーカップ LF	ラテックスフリー合成ゴム	Young Dental	モリムラ
アメニクリーン 6 種	シリコーン系ポリマー	栃木精工	オーラルケア
メルサージュカップ	天然ゴム（No.15 のみ合成ゴム）	松風	松風
プロカップ	室温加硫型エラストマー	Kerr/Hawe	サイブロンデンタル

(4) エナメルマイクロアブレージョン

エナメル質を塩酸でエッチングしながらカーボランダムペーストの粉末で摩滅させ，斑状歯や低石灰化に起因するエナメル質の白濁の解消を目的に行われる技法である．

商品名	商品構成と組成	製造元	販売元
オパールーストラキット	オパールーストラ；6.6% 塩酸とシリコンカーバイド粉末／ポリエチレングリコール，オパールカップス；硬質ゴムと真鍮ニッケルメッキ	Ultradent	ウルトラデントジャパン

③ リトラクター

大半のリトラクターはポリプロピレン製や ABS 樹脂製で耐熱性が低いためオートクレーブ滅菌ができない．これらは次亜塩素酸ナトリウムなどの消毒薬には安定であるが使い捨てが原則となっている．一方，ポリフェニールスルフォンやポリカーボネート製の製品はオートクレーブが可能で，繰り返し使用することできる．

リトラクター	材質	製造元	販売元
オプトラゲート	リングとタブ部分 ポリプロピレン	SFS intec AG	イボクラービバデントジャパン
	ソフト部分 熱可塑性樹脂		
オプチビュー	ポリフェニールスルフォン シリコーンポリマー	Kerr/Hawe	サイブロンデンタル
イソプレップ リトラクター	ポリプロピレン	DiscusDental	ハミカ
イントラオーラル チークリトラクター	ABS 樹脂 ポリカーボネート	ドンクン チャンピン フェン リャン マニュファクチャリング	プレミアムプラスジャパン
スパインドイーズ ディスポーザブル	ポリプロピレン	グレンローテクノロジー	フィード
リトラクター	ポリプロピレン	油化電子	ジーシー

④ オフィスホワイトニング用ホワイトニング剤

いずれも可視光線の光照射器を使用するタイプで，わが国が世界に先がけて開発した製品群である．基本となる成分は高濃度の過酸化水素であり，その取扱いには十分な注意が必要であるが，ピレーネのみ過酸化水素濃度が低く，その安全性は高い．

ホワイトニング剤（オフィス用）	組成	製造元	販売元
松風ハイライト	粉末； アエロジル，金属塩，指示薬，その他	松風	松風
	液； 35% 過酸化水素		
ピレーネ	液 1； 3.5% 過酸化水素水，85% リン酸，ピロリン酸 4 ナトリウム 10 水塩，精製水	ニッシン	モリタ
	液 2； 二酸化チタン，合成ケイ酸マグネシウムナトリウム，精製水		
ティオンオフィス	シリンジ A； 過酸化水素	ジーシー	ジーシー
	シリンジ B； 過酸化尿素，グリコール，ビニルポリマー		
	リアクター； 窒素ドープ酸化チタン，エタノール，蒸留水		
オパールエッセンス BOOST	35%過酸化水素，グリセリン，水酸化カリウム，精製水	Ultradent Products	ウルトラデントジャパン
ホワイトエッセンス ホワイトニング プロ	35%過酸化水素，増粘剤，基剤，炭酸水素ナトリウム，精製水	ホワイトエッセンス	ホワイトエッセンス

⑤ ホームホワイトニング用ホワイトニング剤

いずれの製品も 10% の過酸化尿素がホワイトニング効果を発揮する点で共通しており，ホワイトニング効果には大きな差はないと見なされるが，冷蔵保管が原則であっても，冷暗所に保管するように指定している製品（NITE ホワイト・エクセルと松風ハイライト ホーム）もあるので注意が必要である．

ホワイトニング剤（ホーム用）	成分	製造元	販売元
NITE ホワイト・エクセル	過酸化尿素／ビニルポリマー／プロピレングリコール／ポリエチレングリコール／グリセリン／香料	DentsplySirona	デンツプライシロナ
松風ハイライト ホーム	過酸化尿素／ビニルポリマー／プロピレングリコール／ポリエチレングリコール／グリセリン／香料	DiscusDental	松風
オパールエッセンス 10% ドクターキット	過酸化尿素／ビニルポリマー／グリセリン／ポリエチレングルコール／pH 調整剤	Ultradent Products	ウルトラデントジャパン
ティオンホーム プラチナ	10% 過酸化尿素／ビニルポリマー／プロピレングリコール／pH 調整剤／粘度調整剤	ジーシー	ジーシー
オパールエッセンス Go	6% 過酸化水素	Ultradent Products	ウルトラデントジャパン

⑥ バキュームフォーマー

マウスガードや矯正用リテーナーを製作するための機器であり，加圧型と吸引型に区別される．

バキュームフォーマー（真空加圧成型器）	製造元	販売元
バイオスター VI	ショイデンタル	ロッキーマウンテンモリタ
モデルキャプチャートライ	松風	松風
エルコプレス　エルコプレス 300Tip/300 Tp-ci エルコフォーム 3D エルコプレス 3D motion	Erkodent	スマートプラクティスジャパン
ドルフォマットスキャン	Dreve	リンカイ
バキュームフォーマー（吸引型成型器）	**製造元**	**販売元**
バキュームアダプター	Keystone Dental	名南歯科貿易
バキュームアダプター 1 型	Keystone Dental	山八歯科工業
ウルトラバックバキュームフォーマー	Ultradent Products	ウルトラデントジャパン
バキュームフォーマー EV2	3A MEDES	モリタ
バキュームフォーマープロフォーム	Keystone Dental	ジーシー

⑦ ブロックアウトレジン（レザボア用）

レザボアは常温重合レジンや石こうでも代用可能であるが，下記の専用品が販売されている．光重合レジンである．

ブロックアウト用レジン（レザボア用）	製造元	販売元
LC ブロックアウトレジン	Ultradent Products	ウルトラデントジャパン

⑧ 歯肉保護用レジン

歯肉を保護するための光重合レジンにはポリウレタン系レジンとメタクリレート系レジンがある．重合収縮の少ないポリウレタン系では重合時に歯肉の擦過痛が起こりにくいが，重合速度を十分コントロールする配慮が望まれる．

歯肉保護用レジン	成分	製造元	販売元
オパールダム OP	ポリウレタン系ポリマー	Ultradent Products	ウルトラデントジャパン
歯肉保護レジン	メタクリレート系ポリマー フィラー	ジーシーデンタルプロダクツ	ジーシー

⑨ フッ化物塗布用トレー

オフィスホワイトニング後に，歯面強化と知覚過敏緩和のためにフッ化物を塗布する際に用いる．

オフィスホワイトニングの直後に，ジェルを除去しダムも取った状態で，使い捨てトレーにフッ素（泡状）を入れ，口腔内で約 4 分間保持する．その後 30 分は，水も含め，飲食およびうがいも禁止する．フッ化物歯面塗布剤としてバトラーフローデンチャーフォーム N（バトラー）を用いる．

フッ素塗布用使い捨てトレー	製造元	販売元
バトラートレイ	Butler	サンスター
プレミアムフルーライドトレー	Premium Plus	フィード
トペックス	Sultan	フィード
アイビームフルーライドトレー	Practicon	フィード
デントガード	白水貿易	白水貿易
ウルトラーイーズ	Ultradent Products	ウルトラデントジャパン

⑩ 光照射器

前歯部を一括で照射しうる大型の光照射器のみ表記した．光照射によってオフィスホワイトニングの効果が必ずしも臨床的に助長されるわけではないので，光重合レジン用の照射器としての販売をしている製品も多い．また紫外線はフィルタリングによって大部分が除去されているものの，発生する赤外線については未公開なため熱傷には十分注意する必要がある．

光照射器	光源	出力・波長	製造元	販売元
コスモブルー	LED	50VA・395 ～ 410nm	ジーシー	ジーシー
パピヨンⅡ	LED	8W・670nm	セルフメディカル	セルフメディカル
BRILLICA bianco	LED	400 ～ 480nm	東京技研	東京技研
ホワイトクール	LED	470 ～ 480nm	MDT ジャパン	MDT ジャパン

⑪ 知覚過敏抑制剤

知覚過敏抑制剤は神経伝達機構の遮断をねらった硝酸カリウムを配合した製品が中心的であるが，リン酸カルシウム系化合物やシュウ酸により石灰化物の沈着によって象牙細管の封鎖をねらった製品も効果的であると報告されている．また，接着性レジンを配合した製品は象牙細管の即時封鎖を狙っているが，その本質は歯質接着性レジンと同様のメカニズムである．

なお，グルタールアルデヒド製剤は強力なタンパク固定作用と接着性レジンを混合した製品であり，組織刺激性が強いので取扱いには十分な注意が必要である．

知覚過敏抑制剤	成分	製造元
シュミテクト	硝酸カリウム	グラクソ・スミスクライン
メルサージュ ヒスケア	硝酸カリウム／乳酸カリウム	松風
システマ センシティブ ソフトペースト	硝酸カリウム／乳酸カリウム	ライオン
MS コートF	メタクリル酸メチル - スチレンスルホン酸コポリマー水性エマルジョン／シュウ酸／フッ化ナトリウム	サンメディカル
MS コート ONE	メタクリル酸メチル - パラスチレンスルホン酸コポリマー／シュウ酸	サンメディカル
シールドフォースプラス	リン酸接着性者モノマー	トクヤマデンタル
フジフィル LC フロー	多官能性ウレタンメタクリレート／脂肪族ジメタクリレート／メチルメタクリレート／第三級アミン	ジーシー
クリンプロ XT バーニッシュ	アルミノシリケートガラス／ポリアクリル酸	スリーエムエスペ
ハイブリッドコートII	液；アセトン／ MMA ／ 4-META ／水／その他	サンメディカル
	粉末；芳香族アミン／芳香族スルフィン酸塩	
グルーマ CPS ディセンシタイザー	グルタールアルデヒド／ HEMA	ヘレウスクルツァー
デセンシー	HEMA ／グルタールアルデヒド	日本歯科薬品
スーパーシール スティックタイプ	シュウ酸／水	フェニックスデンタル
ビバセンス	ポリエチレングリコールジメタクリレート／フッ化物／ミント	イボクラービバデント
バーナル	コーパル樹脂	セティライト インダストリーズ
ティースメイト ディセンシタイザー	リン酸四カルシウム，無水リン酸水素カルシウム，精製水	クラレノリタケデンタル
ティースメイト AP ペースト	リン酸四カルシウム，無水リン酸水素カルシウム，グリセリン，フッ化ナトリウム，ポリエチレングリコール	クラレノリタケデンタル
ケアダインシールド	フルオロジンクシリケートガラス分散液，リン酸，精製水	ジーシー
ウルトラーイーズ	硝酸カリウム，フッ化ナトリウム，グリセリン	ウルトラデントジャパン
エナメラスト	ロジン，エチルアルコール，5% フッ化ナトリウム	ウルトラデントジャパン

⑫ ホワイトニング用 EVA シート

エチレンビニル酢酸（EVA）のものがもっとも一般的であるが，水素化ポリスチレンとイソプレンの共重合体ではホワイトニング剤の粘着性が高められている．

ホームブリーチング用トレーシート	成分	製造元	販売元
オパールエッセンスソフトレーシート	エチレンビニル酢酸	Ultradent Products	ウルトラデントジャパン
ナイトホワイトエクセルキット	エチレンビニル酢酸	DentsplySirona	デンツプライシロナ
シェードアップキット	エチレンビニル酢酸	松風	松風
ティオンホームキット	水素化ポリスチレン - イソプレン共重合体	ジーシー	ジーシー

⑬ 歯面コーティング材

歯面コーティング材は OTC 製品（26 頁）としてのハニックス社の歴史がはるかに古いため，ハニック DC プロをあえて併記した．ホワイトコートとビューティコートはどちらも医療管理機器であり一般消費者向けには販売されていない．その実態は光重合レジンであるが，ホワイトコートの重合開始剤は LED 照射器に対応していないので使用できない．

歯面コーティング材	成分	製造元	販売元
ホワイトコート	プライマー；HEMA／MDP／精製水／着色剤	クラレメディカル	モリタ
	ベースコート；シリカ系マイクロフィラー／フッ化ナトリウム／UDMA／HEMA		
	トップコート；多官能系アクリル酸／MMA／光重合触媒		
ビューティコート	プライマーA；精製水／アセトン／反応開始剤	松風	松風
	プライマーB；ホスホン酸系モノマー／無水エタノール／着色剤		
	アクティベータ；カルボン酸系モノマー／アセトン／精製水／HEMA／反応開始剤		
	ホワイトベース；ガラス粉／ウレタンジアクリレート／Bis-GMA／反応開始剤／着色剤		
ハニックDCプロ	ベースコート（ホワイト）；エタノール／セラック／酸化チタン／ヒドロキシアパタイト／ローマカミツレエキス／ブチレングリコール／水／香料	ハニックス	ハニックス
	ベースコート（イエロー）；エタノール／セラック／酸化チタン／金雲母／酸化鉄／ヒドロキシアパタイト／ローマカミツレエキス／ブチレングリコール／水／香料		
	トップコート；エタノール／セラック／ロジン／酸化チタン／シリカ／アルミナ／メタクリロイルオキシエチルカルボキシベタイン／メタクリル酸／アルキルコポリマー／水／ローズマリーエキス／ブチレングリコール／香料		
	リムーバー；エタノール／水／香料		

⑭ パウダー噴霧器材

ホワイトニング器材の一種として，粉末を圧縮空気で噴霧する器材の商品名と粉末の商品名および組成をまとめた．粉末は炭酸水素ナトリウムを主体とする製品が多いが，ステインを効率よく除去するためにシリカが含まれている製品があり，水溶性ではない点に注意する必要がある．最近ではバイオフィルムの除去に主眼を置いたグリシンやエリスリトールを主成分とする粉末も販売されているが，ホワイトニング目的ではないので下表からは外した．

パウダー噴霧器の商品名	パウダーの商品名と粉末組成	製造元	販売元
エアフローハンディ 3.0	ハンディパウダーリコール（グリシン），ミント（炭酸水素ナトリウム）	EMS	モリタ
エアフロープロフィラキシスマスター	エアフローパウダーレモン味（炭酸水素ナトリウム）	EMS	EMS Japan
エアフローワン			
Prophy-Mate neo Powder Prophy-System	フラッシュパール（炭酸カルシウム）	ナカニシ	ナカニシ
クイックジェットM	Qパウダーレモン，オレンジ（炭酸水素ナトリウム）	ミクロン	ヨシダ
クイックジェットS	Qパウダーレモン，オレンジ（炭酸水素ナトリウム）	ヨシダ製作所	
エアNゴー	クラシックパウダー（炭酸水素ナトリウム） パールパウダー(炭酸カルシウム)	サテレック	白水貿易
プロフィーフレックス4	プロフィーパウダー（炭酸水素ナトリウム） プロフィーパール（炭酸カルシウム）	Kavo	カボデンタルシステムズジャパン
ポラリス	オサダポラリスパウダー(炭酸水素ナトリウム)	オサダ電気工業	オサダ電気工業
キャビトロンジェットプラススタップオン	キャビトロンプロフィージェットクリーニングパウダー（炭酸水素ナトリウム） ジェットフレッシュパウダー（水酸化アルミニウム）	DentsplySirona	デンツプライシロナ
キャビトロンプロフィージェット2000	キャビトロンプロフィージェットクリーニングパウダー（炭酸水素ナトリウム） ジェットフレッシュパウダー（水酸化アルミニウム）		
ターボデントエス	ターボパウダー（炭酸水素ナトリウム）	メクトロン	リンカイ
メルサージュエピック2in1	フラッシュパール	ナカニシ	松風

参考文献（提示箇所順）

1）北原信也：クリニカルトゥースホワイトニング．医歯薬出版，東京，2006.
2）Feinman, R. A. et al.：Bleaching Teeth. Quintessence Int., 1987.
3）日本歯科色彩学会編著：歯の色の話．クインテッセンス出版，東京，25 ～ 28，1999.
4）福島正義：歯のホワイトニング／ホワイトニングの現状と意義．歯科審美，**20**（2）：114 ～ 116，2008.
5）武井典子ほか：某大手企業勤務者の口腔の現状に対する満足度について．歯科審美，**19**（1）：19 ～ 27，2006.
6）森　智恵子，渋谷智明：某大手企業勤務者の笑顔と歯の印象に関する意識調査．歯科審美，**19**（2）：96 ～ 101，2007.
7）Goldstein, R. E.：Esthetics in Dentistry. Second Edition, Volume 2. BC Decker, London, 853 ～ 874, 2002.
8）川原　大，白井伸一：ホワイトニングのリーセントステイタス．医歯薬出版，東京，16，2002.
9）加藤純二ほか：漂白の基礎とメカニズム．歯界展望，**110**：734 ～ 743，2007.
10）加藤純二ほか：光反応型漂白剤「ピレーネ」の特徴と臨床．歯界展望，**110**：744 ～ 754，2007.
11）Sakai K, et al.：The amounts of hydroxyl radicals generated by titanium dioxide and 3.5% hydrogen peroxide under the 405 nm diode laser irradiation. *Laser Pysics.*, **17**：1062 ～ 1066, 2007.
12）中澤妙衣子ほか：二酸化チタン含有低濃度過酸化水素剤の漂白効果—高濃度過酸化水素剤との比較—．日歯保存誌，50：373 ～ 378，2007.
13）加藤純二ほか：歯の漂白のメカニズムと難症例対応．歯界展望，**115**：838 ～ 852，2010.
14）東光照夫，古川匡恵：ホワイトニングに強くなる本．クインテッセンス出版，東京，2011.
15）久光 久，東光照夫：漂白の理論と臨床テクニック．クインテッセンス出版，東京，2004.
16）日本歯科審美学会監修，ホワイトニングコーディネーター委員会編：コーディネーターのためのホワイトニングマニュアル—すべての人に白い歯を．第 3 版．口腔保健協会，東京，2009.
17）田上順次ほか監修：保存修復学 21．第 4 版．285 ～ 301，275 ～ 284，永末書店，京都，2011.
18）Nutting, E. B. and Poe, G. S.：A new combination for bleaching teeth. *J. South Calif. Dent. Assoc.*, **31**：289 ～ 291, 1963.
19）辻村英夫：カウンセリングとコンサルテーション．Educare，**20**：35 ～ 41，1999.

索引

執筆者略歴（執筆順，＊は編著者）

北原　信也＊

1989 年　日本大学松戸歯学部卒業
1992 年　北原歯科医院開院
2000 年　ホワイトニング専門ルウミネッセンス開院
2003 年　北原歯科医院移転，ノブデンタルオフィスに改名
2007 年　シンガポール歯科医師ライセンス取得
2012 年　ノブデンタルオフィス移転，TEAM 東京ノブレストラティブデンタルオフィス（東京都中央区）開設
2014 年　博士（歯学）取得，日本大学歯学部兼任講師
2016 年　AAED（American Academy of Esthetic Dentistry）会員
昭和大学歯学部客員教授
日本大学客員教授

福島　正義

1978 年　新潟大学歯学部卒業
1982 年　新潟大学大学院歯学研究科修了
1986 年　新潟大学歯学部附属病院第 1 保存科講師
2001 年　新潟大学歯学部附属病院総合診療部助教授
2004 年　新潟大学大学院医歯学総合研究科口腔生命福祉学講座口腔保健学分野教授
2018 年　昭和村国民健康保険診療所（福島県大沼郡）歯科長

武井　典子

1980 年　東京医科歯科大学歯学部附属歯科衛生士学校卒業
2005 年　新潟大学大学院医歯学総合研究科修了（歯学博士）
2009 年　日本歯科衛生学会会長（～ 2015 年）
2010 年　日本歯科審美学会副会長（～ 2016 年）
2011 年　公益財団法人ライオン歯科衛生研究所研究部研究開発室副主席研究員
2015 年　公益社団法人日本歯科衛生士会会長
2021 年　逝去

金子　潤＊

1991 年　北海道大学歯学部卒業
1995 年　北海道大学大学院歯学研究科修了
1997 年　北海道大学歯学部歯科保存学第一講座助手
2000 年　明倫短期大学歯科衛生士学科助教授
2005 年　明倫短期大学歯科衛生士学科教授
2013 年　千葉県立保健医療大学健康科学部歯科衛生学科准教授
2021 年　明海大学保健医療学部口腔保健学科教授

宮崎　真至＊

1987 年　日本大学歯学部卒業
1991 年　日本大学大学院修了（歯学博士）
1991 年　日本大学歯学部保存学教室修復学講座助手
1994 年　米国インディアナ州立大学歯学部留学（～ 1996 年）
2003 年　日本大学歯学部保存学教室修復学講座講師
2005 年　日本大学歯学部保存学教室修復学講座教授

加藤　純二

1980 年　東京医科歯科大学歯学部卒業
1985 年　東京医科歯科大学大学院修了
1985 年　東京医科歯科大学歯学部小児歯科学講座助手
2004 年　東京歯科大学歯科保存学第三講座講師
2004 年　東京医科歯科大学大学院う蝕制御学分野非常勤講師
2008 年　東京歯科大学保存修復学講座非常勤講師
2012 年　医療法人社団楓樹会理事長，棚田歯科医院（東京都北区）院長

守矢佳世子

1994 年　東京医科歯科大学歯学部卒業
1994 年　東京医科歯科大学歯学部小児歯科学講座
2002 年　西新井デンタルクリニック勤務
2012 年　医療法人社団楓樹会常務理事，棚田歯科医院（東京都北区）

東光　照夫

1982 年　東京医科歯科大学歯学部卒業
1982 年　昭和大学歯学部第二保存学教室助手
1991 年　昭和大学歯学部第二保存学教室講師
1992 年　マサチューセッツ州ボストン Forsyth Dental Center 交換研究員

大森かをる

1988 年　鶴見大学歯学部卒業
1989 年　鶴見大学歯学部第一歯科保存学教室（現保存修復学講座）助手
1998 年　歯学博士取得
2005 年　鶴見大学歯学部附属病院口腔機能診療科「白くて美しい歯の外来」主任（兼務）
2007 年　鶴見大学歯学部保存修復学講座助教
2014 年　鶴見大学歯学部保存修復学講座学内講師

木暮　ミカ（こぐれ）
1991年　日本歯科大学新潟歯学部卒業
1991年　（財）歯友会附属歯科診療所
1997年　日本歯科大学新潟歯学部にて学位取得（歯学博士）
1997年　明倫短期大学勤務
2007年　明倫短期大学歯科技工士学科准教授
2015年　明倫短期大学歯科衛生士学科教授
2016年　明倫短期大学附属歯科診療所所長
2017年　明倫短期大学理事

松尾　幸一（まつお　こういち）
1995年　日本歯科大学卒業
2002年　医療法人社団幸友会中野デンタルクリニック＆エステティックセンター（東京都中野区）理事長

須崎　明（すざき　あきら）
1996年　愛知学院大学歯学部卒業
2000年　愛知学院大学大学院歯学研究科修了
2003年　モンゴル国立健康科学大学客員准教授
2005年　愛知学院大学歯学部保存修復学非常勤講師
2005年　名古屋ユマニテク歯科衛生専門学校非常勤講師
2005年　東海歯科医療専門学校非常勤講師
2005年　ぱんだ歯科（愛知県北名古屋市）院長
2018年　医療法人ジニア ぱんだ歯科（愛知県北名古屋市）理事長・院長

天川由美子（あまかわゆみこ）
1994年　鶴見大学歯学部卒業
1999年　鶴見大学大学院修了
2001年　土屋歯科クリニック勤務
2007年　天川デンタルオフィス外苑前（東京都港区）院長

春川　麻美（はるかわ　あさみ）
2005年　明倫短期大学歯科衛生士学科卒業
2005年　明倫短期大学附属歯科診療所歯科衛生士

土屋　和子（つちや　かずこ）
1977年　兵庫歯科衛生士学院卒業
1983年よりフリーランス

萩原　沙織（はぎわら　さおり）
2009年　北原学院歯科衛生専門学校卒業
2009年　ノブデンタルオフィス歯科衛生士

長澤　治子（ながさわ　はるこ）
1978年　日本大学歯科衛生専門学校卒業
1999年　日本大学歯学部附属歯科衛生専門学校専任教員

瀬賀紗都子（せがさとこ）
2007年　明倫短期大学歯科衛生士学科卒業
2008年　明倫短期大学附属歯科診療所歯科衛生士

川原　大（かわはら　だい）
1984年　東日本学園大学卒業
1989年　大阪歯科大学大学院修了
1989年　大阪歯科大学助手
1996年　臨床器材研究所研究員
2009年　臨床器材研究所所長

【編著者】（五十音順）

金子　潤
　千葉県立保健医療大学健康学部歯科衛生学科 准教授

北原　信也
　医療法人社団聖功会 TEAM 東京 ノブレストラティブデンタルオフィス（東京都中央区）理事長・院長

宮崎　真至
　日本大学歯学部保存学教室修復学講座 教授

歯科衛生士ベーシックスタンダード
ホワイトニング

ISBN978-4-263-42180-2

2011年12月10日　第1版第1刷発行
2022年7月10日　第1版第6刷発行

編　著　金子　潤
　　　　北原信也
　　　　宮崎真至
発行者　白石泰夫
発行所　医歯薬出版株式会社
〒113-8612　東京都文京区本駒込1-7-10
TEL.（03）5395-7638（編集）・7630（販売）
FAX.（03）5395-7639（編集）・7633（販売）
https://www.ishiyaku.co.jp/
郵便振替番号 00190-5-13816

乱丁，落丁の際はお取り替えいたします　　印刷・木元省美堂／製本・皆川製本所